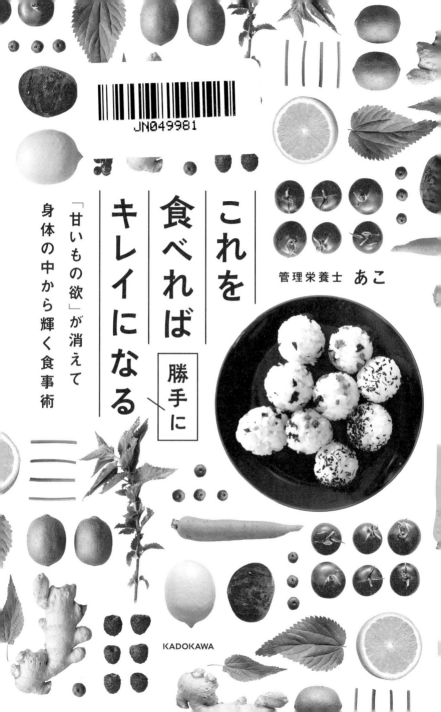

これを食べれば勝手にキレイになる

「甘いもの欲」が消えて身体の中から輝く食事術

管理栄養士　あこ

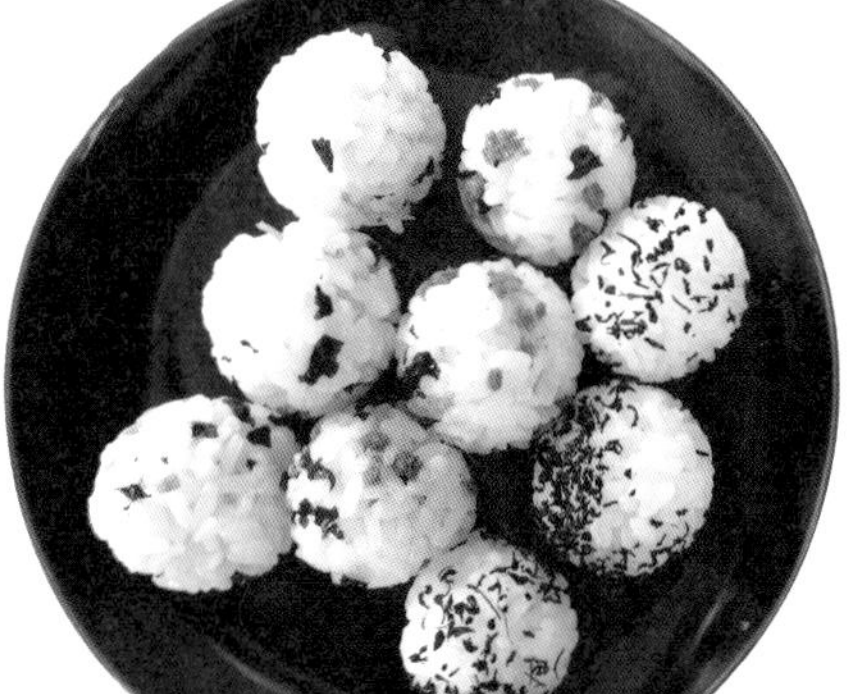

KADOKAWA

おなじみの「この習慣」がキレイを遠ざける

朝食は毎朝コーヒーとバタートースト！

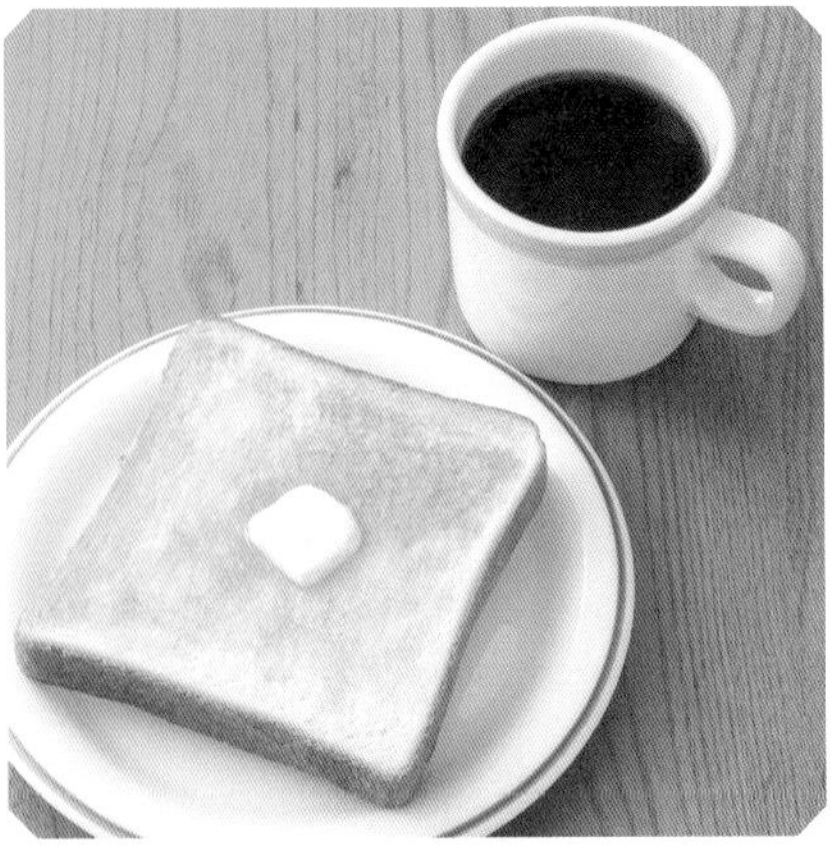

NG

毎食とりたい、たんぱく質が圧倒的に不足。消化吸収力も弱まります。

ヨーグルトは常にストック腸活の常識だよね？

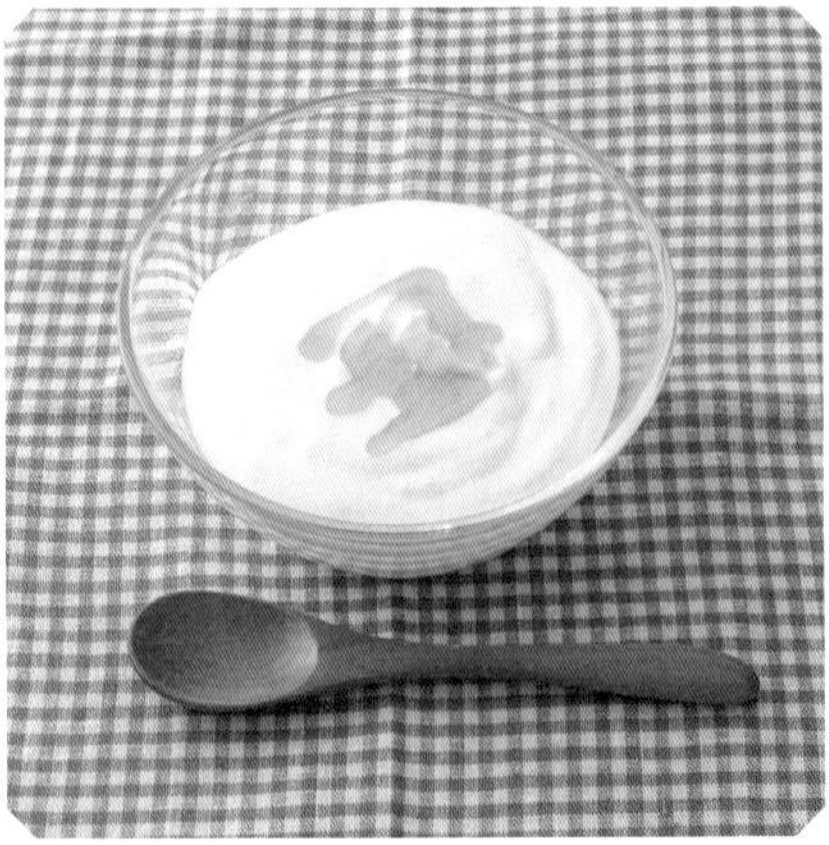

NG

そのヨーグルトが、腸を荒らす原因かも？菌を入れるだけが腸活ではありません[*1]。

＊参考文献はすべて175ページに掲載

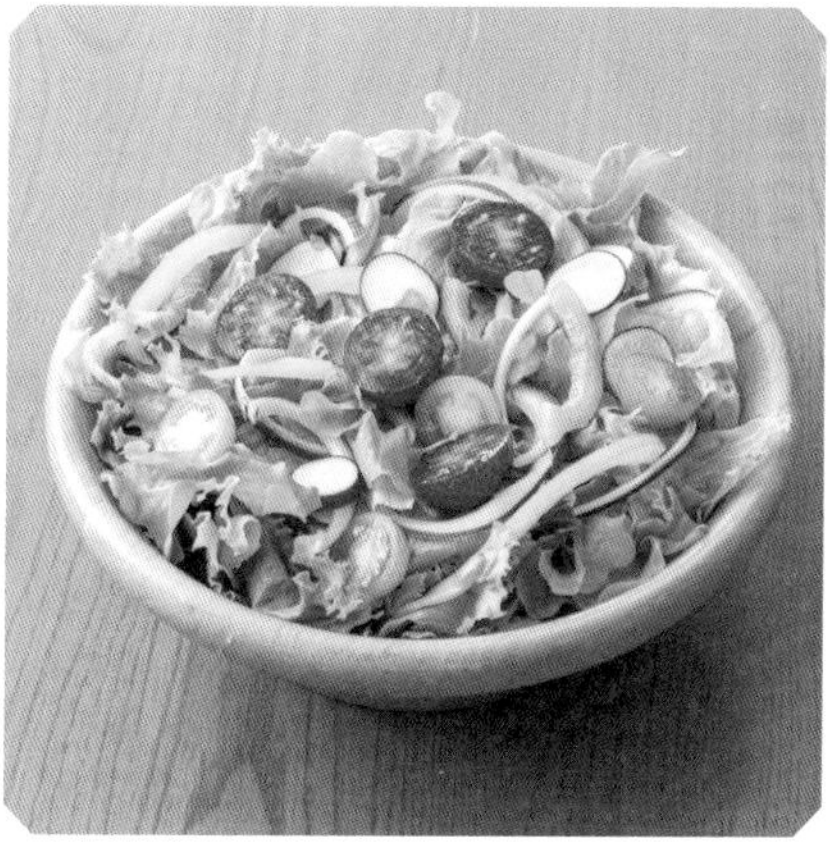

野菜はしっかり食べてる！
だからヘルシーでしょ？

NG 野菜のビタミン・ミネラルをいくらとっても、
たんぱく質や脂質がないと効果半減。

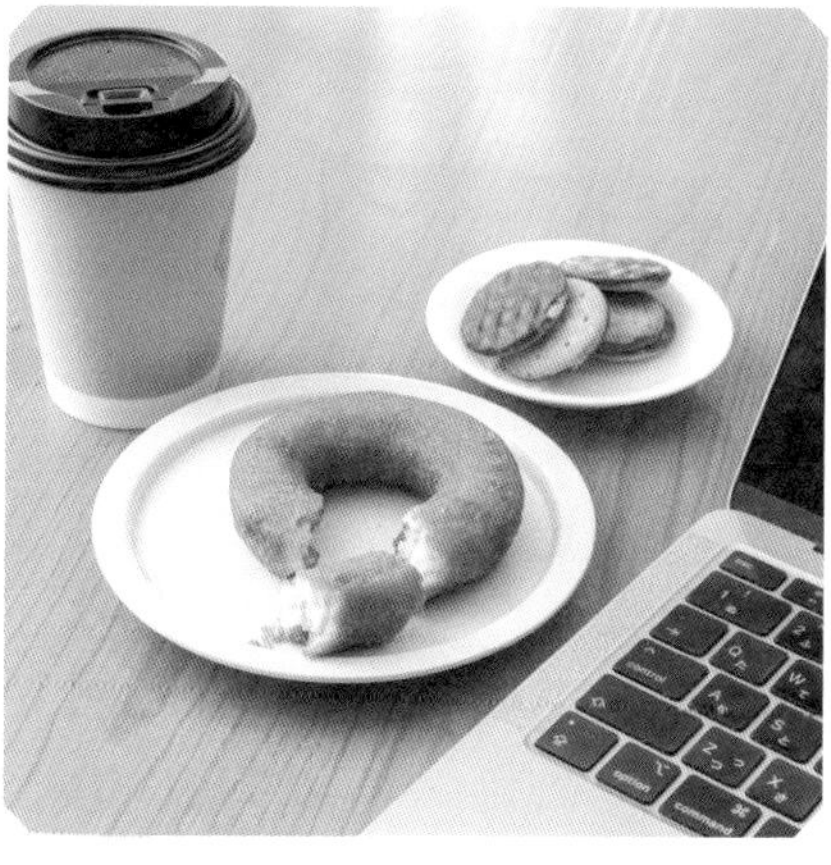

夕方に甘いものを補給して
仕事をもうひとがんばり！

NG 砂糖のとりすぎが、だるい、痩せない、
便秘気味……の原因かも!?

キレイ習慣

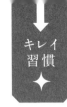

おやつを味方につけて定期的に「ゆる砂糖断ち」

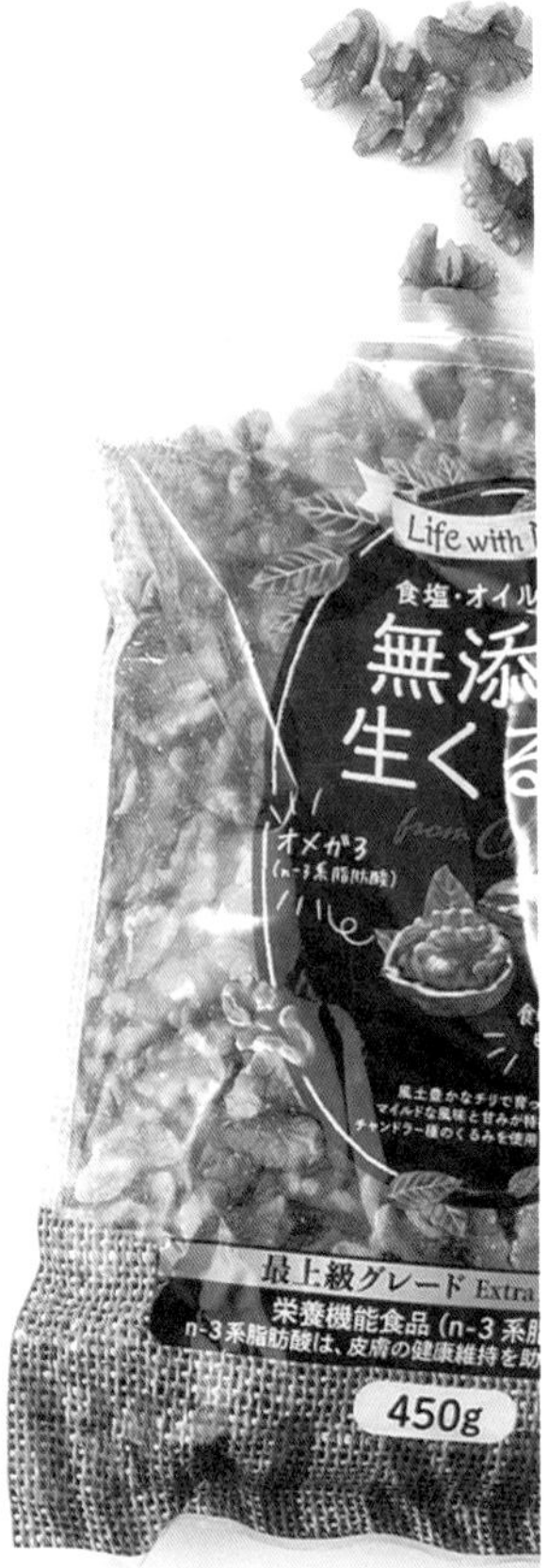

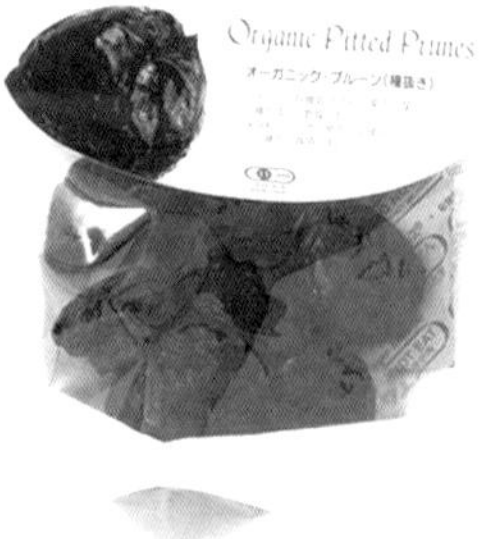

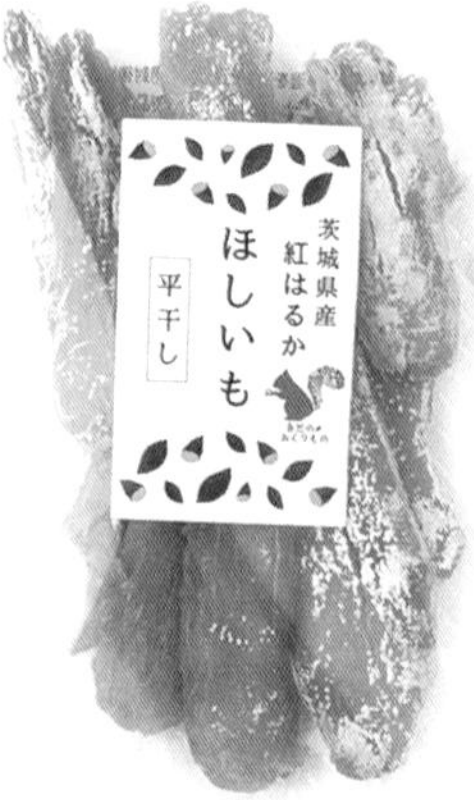

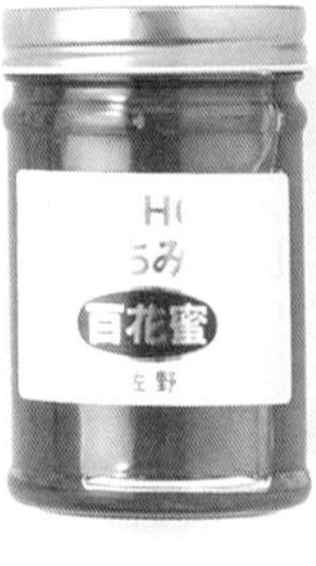

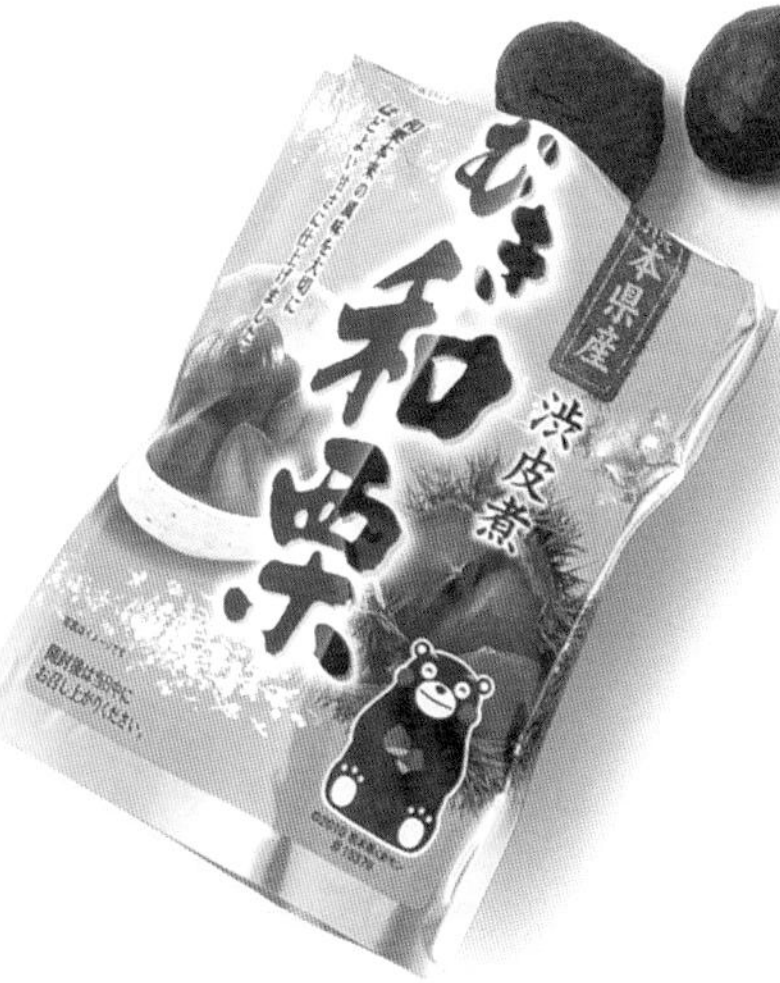

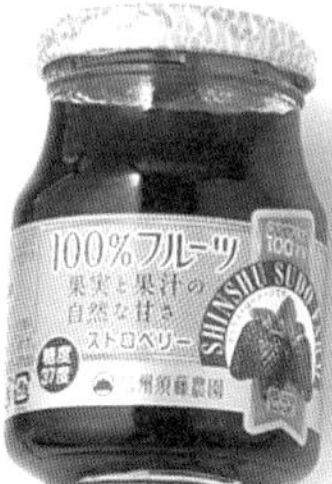

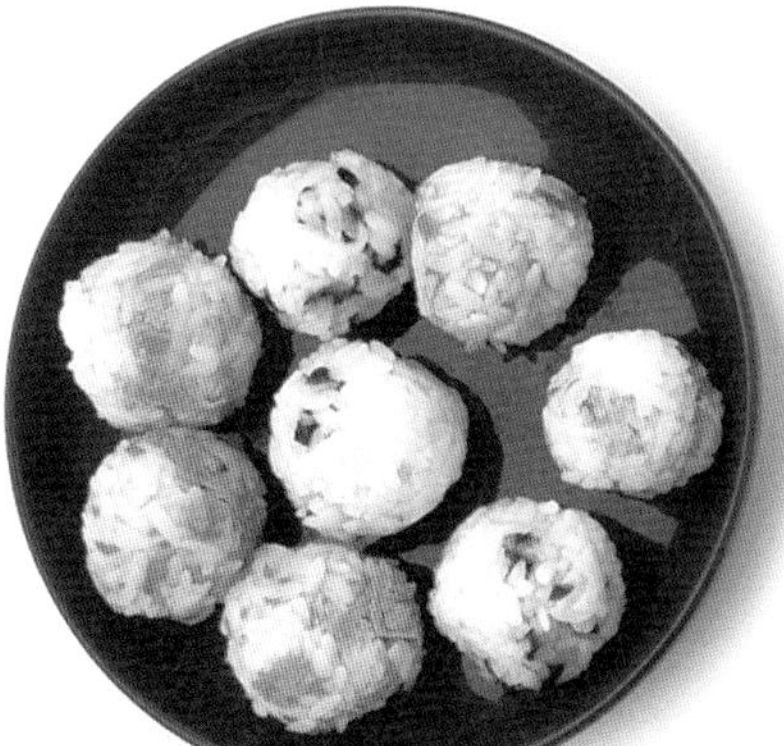

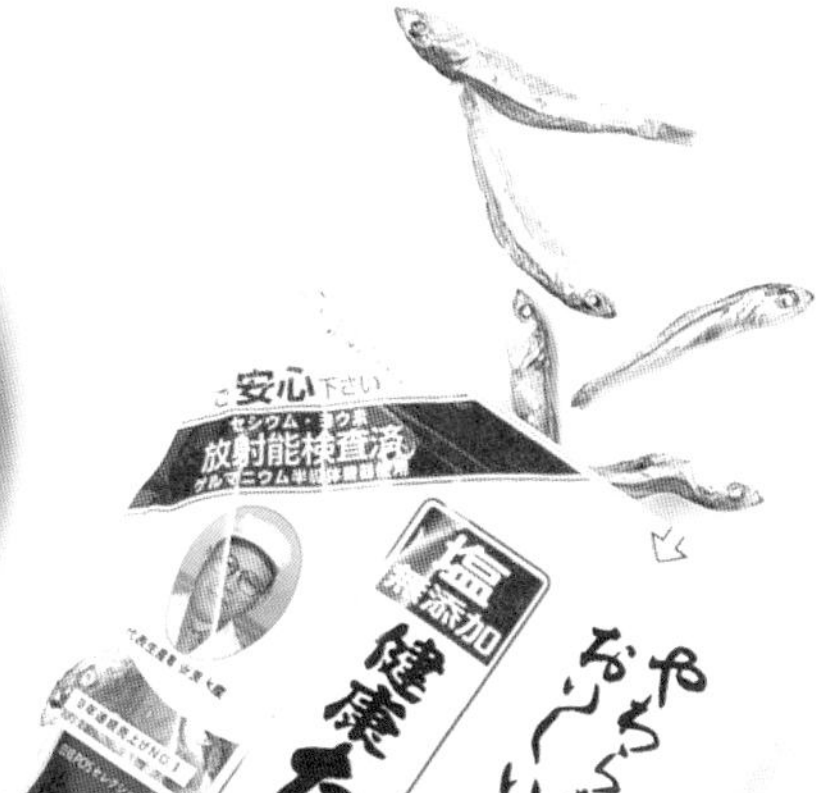

その「なんとなく不調」砂糖のとりすぎのせいかも？

肌荒れ・ニキビ・口内炎・口角炎・便秘がち・クヨクヨ・イライラ・風邪を引きやすい・寝ても疲れが取れない

普段、家で使う砂糖の選び方も大切です

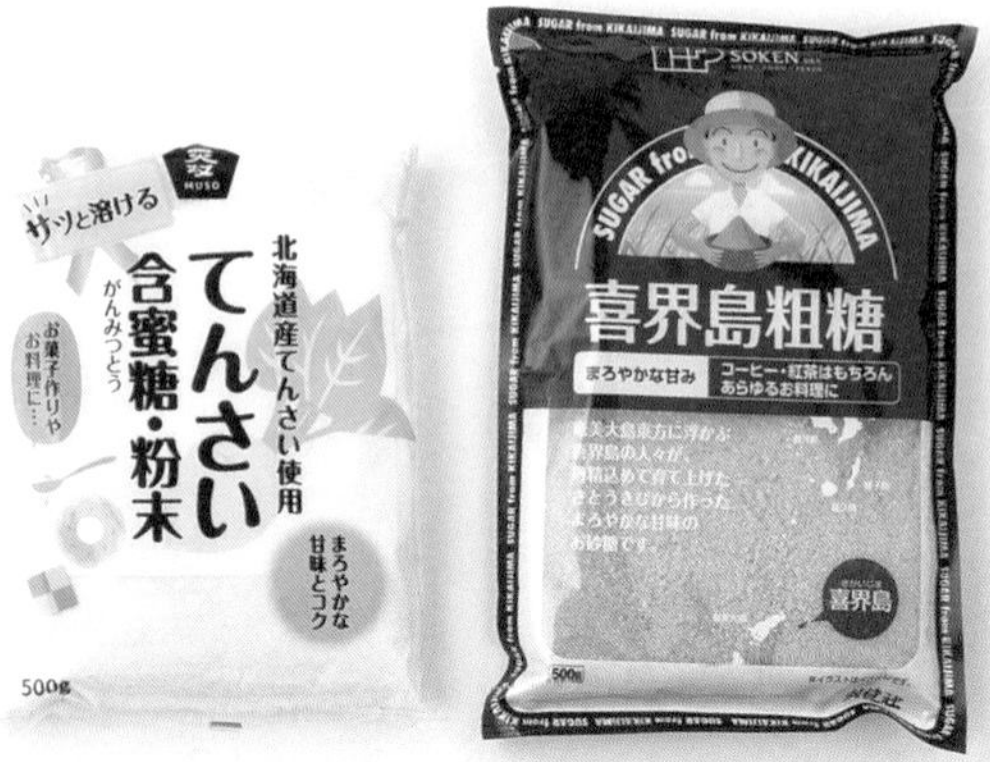

おすすめはこの2つ

黒砂糖・きび砂糖

ビタミン・ミネラルが豊富

黒糖はさとうきびの搾り汁を煮詰めたもの。無精製なのでミネラルたっぷり。きび砂糖はある程度精製したものでほどよくミネラルが残り、料理にも使いやすい。

おすすめ商品 ✦ 喜界島粗糖 鹿児島県喜界島産さとうきび100%使用。島内の製糖工場で風味を生かした製法で風味豊かに仕上げている（500g／創健社）

てんさい糖

お腹の調子を整えるオリゴ糖含有

砂糖大根（一般の大根とは別物）と呼ばれる植物から作られている砂糖。腸の善玉菌のえさになるオリゴ糖を含んでいる。甘みがちょうどよく日常使いに便利。

おすすめ商品 ✦ 北海道産・てんさい含蜜糖・粉末
粉末タイプのてんさい含蜜糖。きめが細かく溶けやすいので料理やお菓子作りに使いやすい。白砂糖に比べて自然な甘みが特徴（500g／ムソー）

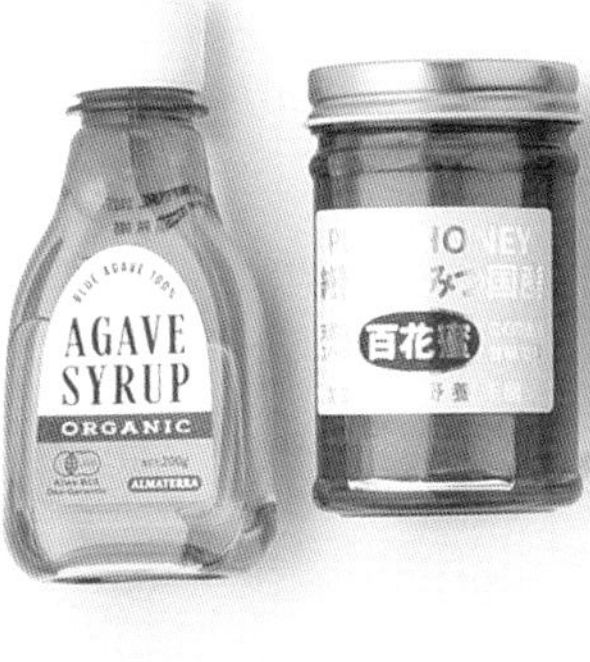

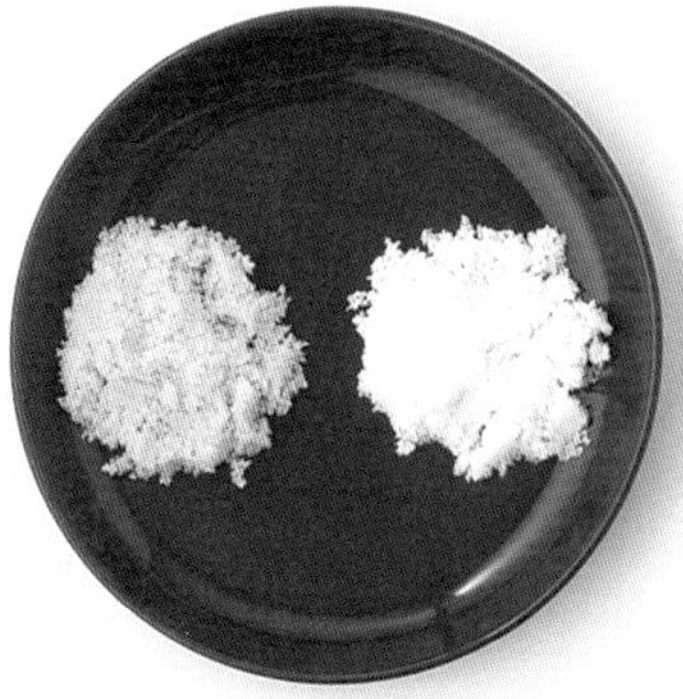

逆に、控えたいのは白砂糖・三温糖

精製の過程でビタミン・ミネラルが抜けてしまう

さとうきび（てんさい）の搾り汁を精製してショ糖だけにしたのが白砂糖。三温糖は白砂糖にカラメル色素で色をつけたものが主流。どちらも代謝で体内の栄養を消費する。

はちみつやアガベシロップは？

血糖値を上げにくい。アガベシロップは注意も必要

非加熱のはちみつには栄養や酵素も豊富。アガベシロップは果糖が主成分で血糖値が上がりにくい。ただ果糖はとりすぎると脂肪肝や腸内環境を荒らす原因に。そこは注意が必要。

調味料の「選び方」を変える
これがキレイの近道

調味料の選び方を
変えると
こんなにいいことが!

1

天然のサプリメントのような役割まで

調味料は同じように見えても品質が大きく異なります。昔ながらの作り方をしているものを選ぶとマグネシウムやビタミン補給ができて天然のサプリメントのような役割も。

2

添加物・異性化糖・人工甘味料を大幅にカットできる

市販の調味料には、異性化糖(果糖ぶどう糖液糖など)や人工甘味料を含むものが多くあります。これらを選ばないだけで、口にしなくていいものを大幅にカットできます。

3

味覚が整う

余計なものが入っていない調味料を選ぶことで、料理の味が決まりやすくなります。本物の調味料の味を重ねていくことで、素材の旨みを感じやすくなり、味覚も整います。

なにより「おいしい!」

塩の選び方

- 海水を平釜で煮詰める製法で作られたものや、非加熱の天日塩
  ＝マグネシウムの含有量が豊富
- 成分表示を見てマグネシウムが多いものを選ぶ

あこの
愛用品

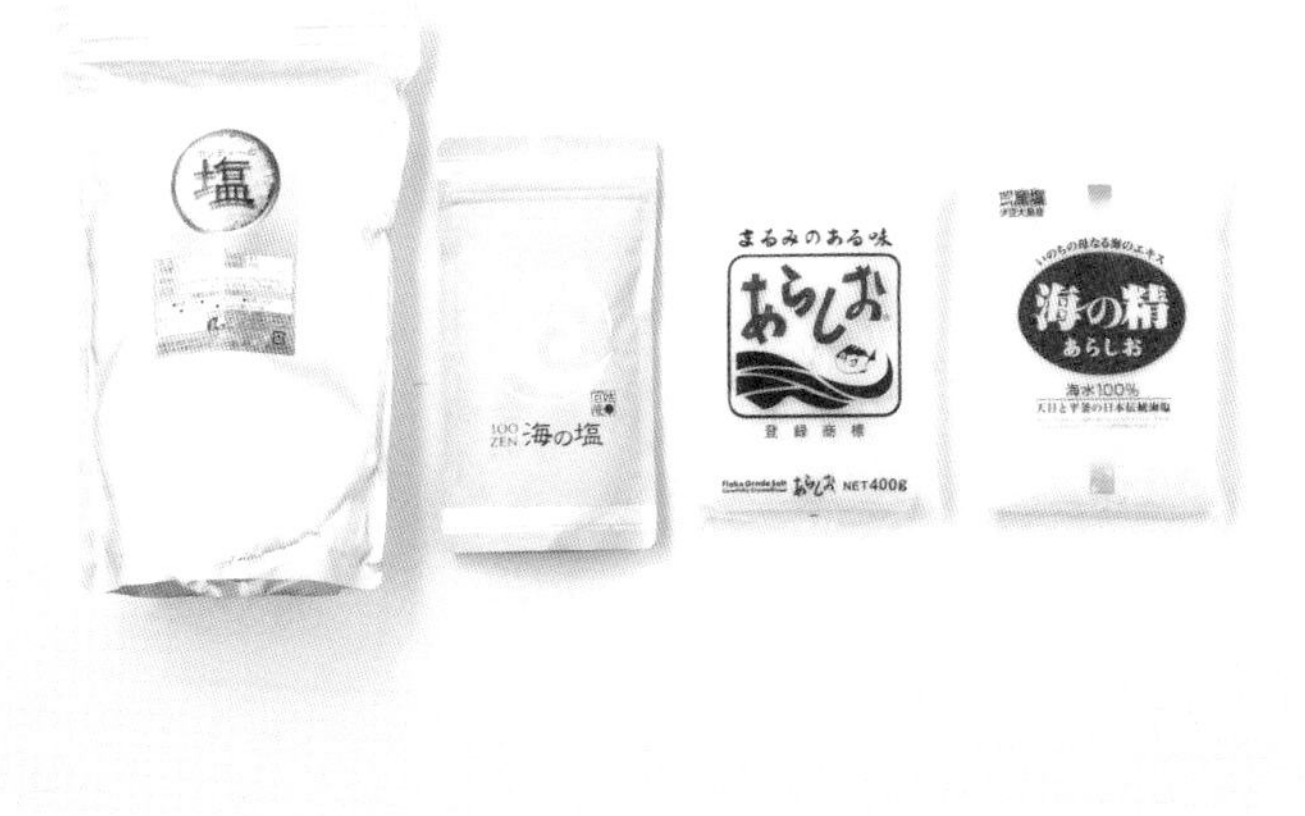

+ あらしお

（右中・400g／あらしお）

平釜炊きの塩で、ざっくりとした結晶とまるみのある味が特徴。野菜をゆでるときに使うと野菜がおいしくなります。

+ 海の精 あらしお

（右・500g／海の精）

海水由来のにがり成分をほどよく含んでいるのでマグネシウム、カルシウム、カリウムが豊富。肉料理によく合います。

+ ホッティーの塩

（左・2kg／ホッティー薬店）

加熱をしていないので70種以上の微量ミネラルが残っています。甘いもの、ポテチがやめられない人にもピッタリ。

+ 100ZEN 海の塩

（左中・200g／百姓庵）

川から栄養が多く流れ込む山口県油谷湾で、その海水に近いミネラルバランスにするために天地返しという技法で作られています。

醤油の選び方

- 国産材料で、昔ながらの作り方をしているもの
- 異性化糖、人工甘味料が使われていないもの
- カラメル色素などで着色されていないもの
- 保存料など添加物の入っていないもの

あこの
愛用品

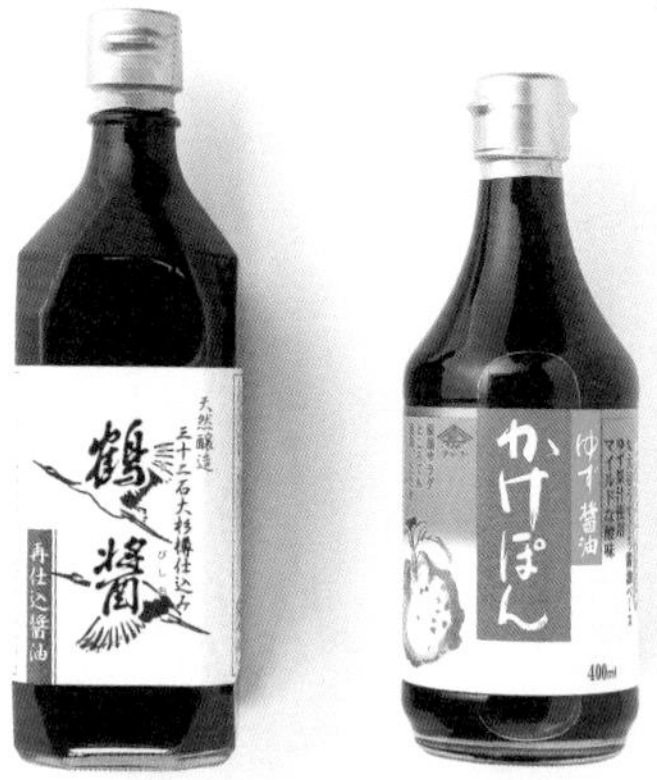

+ 鶴醤《つるびしお》

(500ml／ヤマロク醤油)

小豆島で丁寧に造られている木桶仕込みの醤油。1〜2年熟成させた生醤油を、もう一度桶に戻して大豆と小麦を加えてもう2〜3年仕込む。再仕込みという製法をとった深いコクが特徴。

+ ゆず醤油かけぽん

(400ml／チョーコー醤油)

ぽん酢はこちらを使っています。うすくち醤油と高知県産のゆずで作られているので、味も酸味もマイルド。ゆずの香りがしっかり感じられます。ハンバーグに添えるおろしぽん酢にも最適。

いろいろな醤油を試してみたい人は
「職人醤油」がおすすめ!

100mlの小瓶のみを販売する醤油専門のオンラインショップ。日本各地の400以上の醤油蔵を訪問し、白醤油や甘い醤油、木桶仕込みの醤油など、地域と作り手の個性あふれる醤油をセレクトする。 https://s-shoyu.com/

味噌の選び方

- 国産材料で、昔ながらの作り方をしているもの
- 砂糖が使われていないもの
- 保存料や調味料が添加されていないもの
- 加熱殺菌がされていないもの

あこの
愛用品

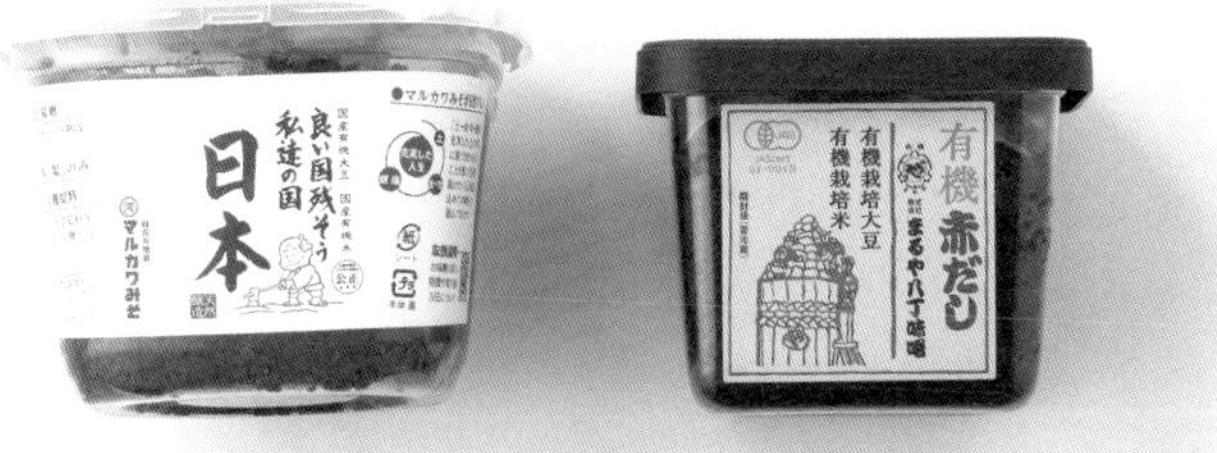

+ 有機みそ 日本

（600g／マルカワみそ）

国産の有機大豆使用。大豆10kgに対して米麹8kgを使った味噌で、大豆の香りが強め。麹の甘みよりも大豆のキリッとした旨みが感じられます。手前味噌派には、有機栽培や自然栽培の「手作り味噌セット」も。

+ 有機赤だし

（500g／まるや八丁味噌）

有機八丁味噌に有機米味噌をブレンドした赤だし。単品で使うのはもちろん、他の味噌にひとさじ加えてもおいしい味噌汁ができます。私は赤だしが好きですが、味噌の種類はお好みのものを選んで。

酒・みりん・酢の選び方

- 国産材料で昔ながらの作り方をしているもの
- 砂糖や異性化糖、人工甘味料が入っていないもの
- アルコールが添加されていないもの

あこの
愛用品

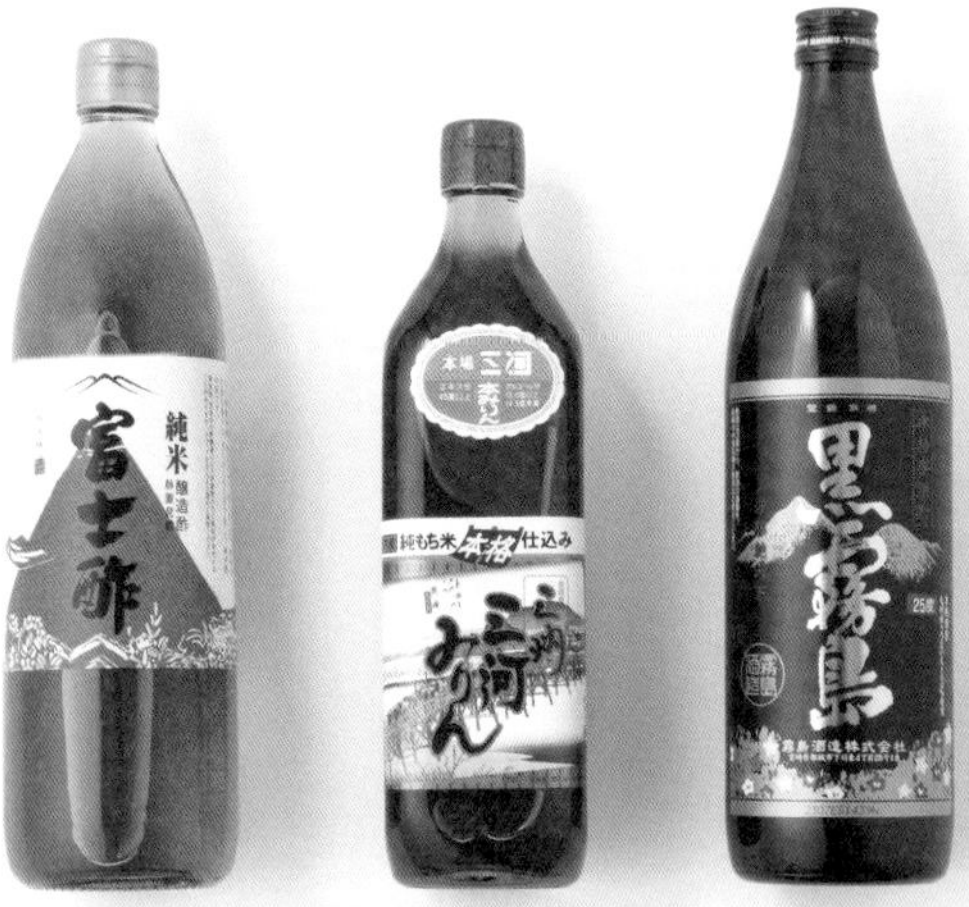

＋ 純米富士酢

（900ml／飯尾醸造）

酢は、原材料が「米」だけのものを選びます。純米富士酢は、農薬不使用の米と伏流水だけで造った純米酢で、米酢と表示できる量の5倍の米を使っているため強い旨みと濃厚な味わいを感じることができます。

＋ 三州三河みりん

（700ml／角谷文治郎商店）

伝統的な製法で造られた本みりん。スーパーなどで手に入れやすいのも助かります。我が家ではみりんを使う料理には酒や砂糖を使わず、みりんの風味をいかします。

＋ 黒霧島

（900ml／霧島酒造）

私は料理酒として、香りのいい芋焼酎を使用しています。日本酒に比べて度数が高いのでキリッとしていて、魚の臭みなども消えやすいと感じています。

ソース・ケチャップの選び方

- 異性化糖、人工甘味料が入っていないもの
- 着色料、保存料などの添加物が使われていないもの

あこの
愛用品

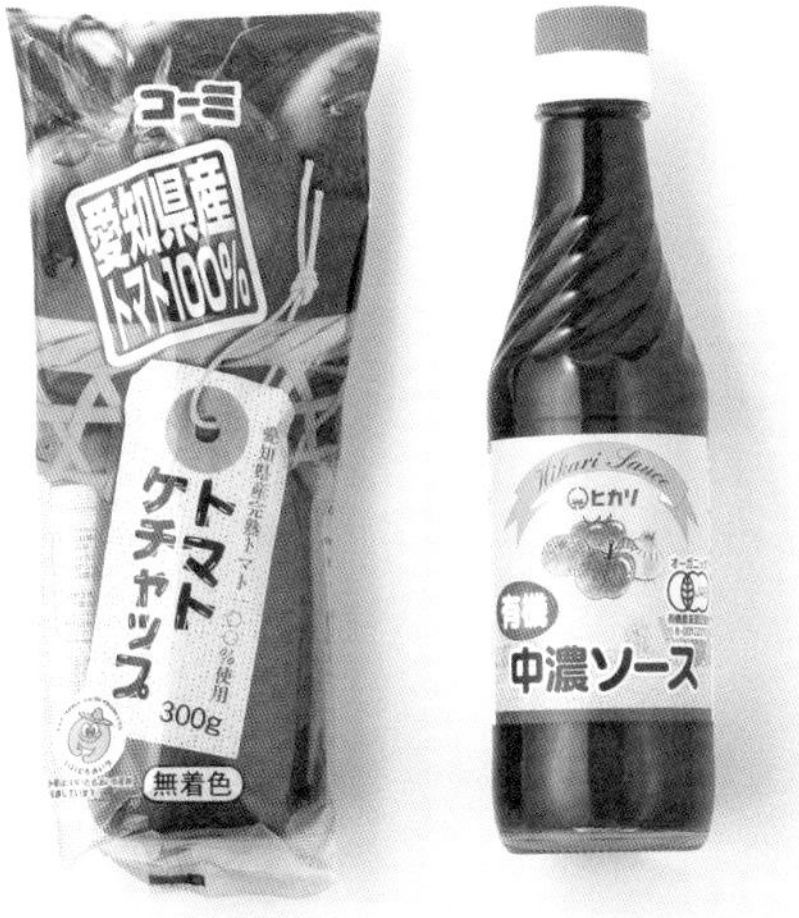

+ 愛知県産トマト100%使用トマトケチャップ

（300g／コーミ）

その名の通り愛知県産の完熟トマトで作られたケチャップ。使われている材料もシンプルで、トマトの旨みを感じられます。素材の味を邪魔しないので、いろいろな料理に使えて味もおいしく決まります。

+ 有機中濃ソース

（250ml／光食品）

主原料の野菜や果実は100％有機のもので、酢や塩、醤油といった調味料も有機や伝統的な製法のものが使われています。香料ではなく、胡椒やナツメグといったスパイスを使用しているので風味が◎。

いつもの食事に「ちょい足し」で即・栄養ごはん

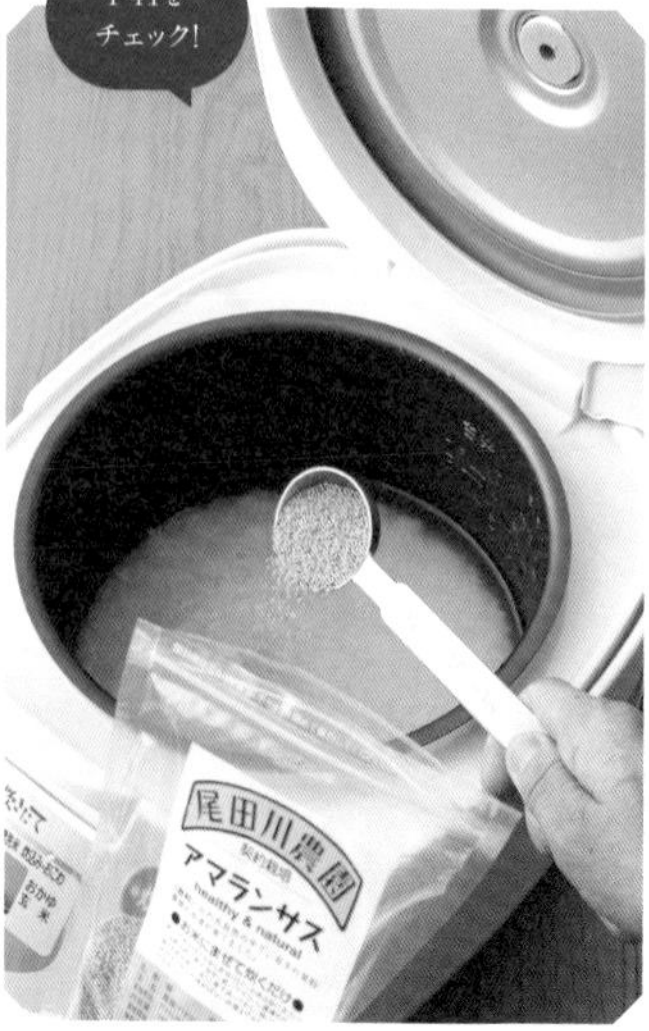

P41をチェック!

ごはん

＋

アマランサス

鉄・マグネシウム
のちょい足し!

他にも…
あわ、ひえ、きびなどの雑穀はミネラルを含みます。雑穀が苦手ならごはんと海苔をセットに。

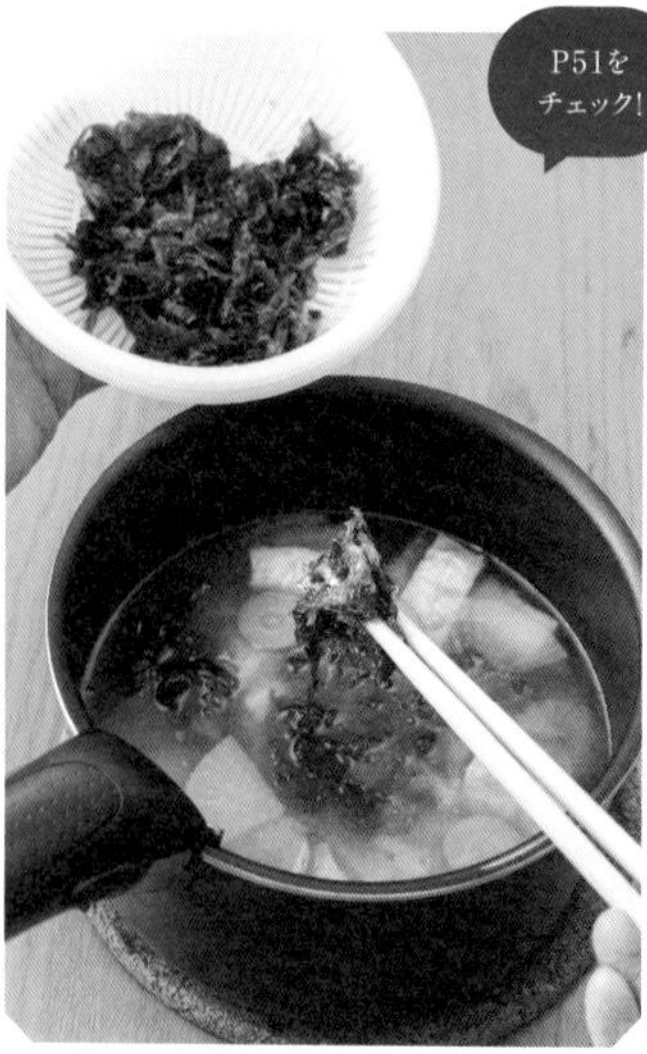

P51をチェック!

味噌汁

＋

あおさ

マグネシウムの
ちょい足し!

他にも…
「味噌汁に海藻」を定番に。わかめも優秀ですし、だしにもなる小魚を入れるのも最高。

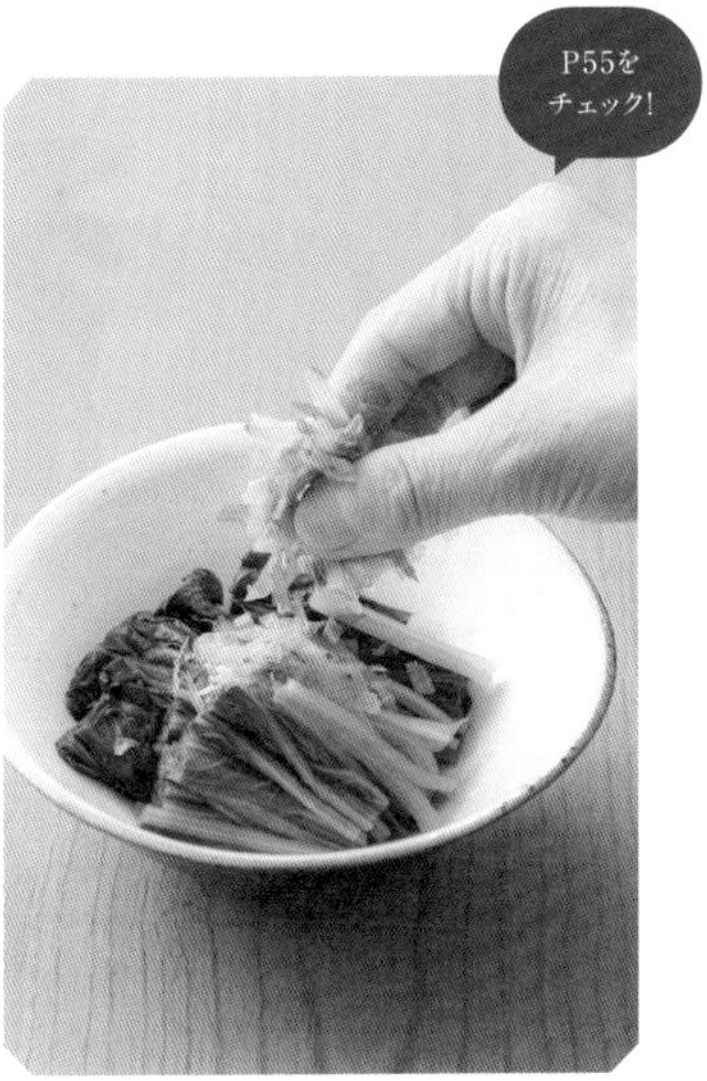

おひたし

＋

かつお節

たんぱく質の
ちょい足し!

他にも…
かつお節はおひたしやおにぎりに足して毎日食べたい食材。亜鉛がとれるごまも効果的。

カップスープ

＋

あさりの水煮缶

鉄・たんぱく質の
ちょい足し!

卵焼き

＋

海苔

あおさもGOOD!

マグネシウムの
ちょい足し!

疲れて帰ってきた日も安心！栄養ごはんストックを切らさない

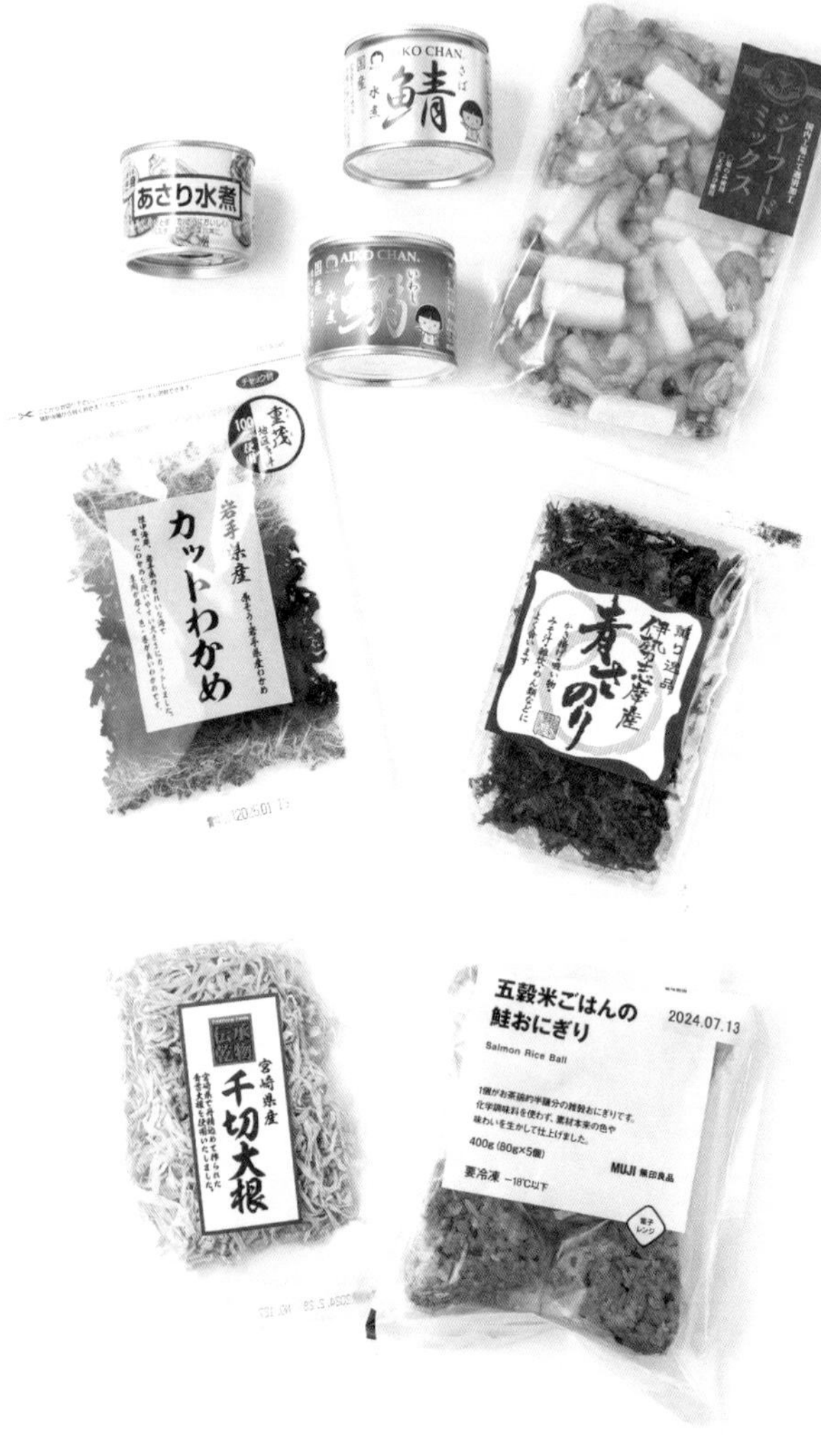

これがあれば大丈夫!

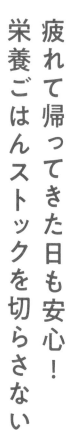

栄養ごはんをストックしておこう

主食ストック

- **冷凍ごはん**
  多めに炊いて保存容器に入れて冷凍庫にストックして
- **冷凍おにぎり**
  市販の冷凍おにぎりを活用! 多めに炊いた際におにぎりにしておいても◎

たんぱく質ストック

- **さば缶**
  DHA、EPAを補給。そのまま食べても、そぼろ丼にしてもおいしい
- **いわし缶**
  こちらもDHA、EPAを補給。さば缶ばかりでは飽きがちなので、
  バリエーションの1つとして備蓄しよう
- **ツナ缶**
  卵焼きに入れたり、サラダに加えたり、
  具のちょい足しとして活用すればボリュームアップできて便利
- **あさり水煮缶**
  鉄が断トツで豊富なあさりは水煮缶でストック。
  スープや味噌汁の具などに
- **冷凍シーフードミックス**
  えび、いか、あさりなどの魚介類はビタミン・ミネラルが豊富で
  頼れるたんぱく質食材
- **冷凍シューマイ**
  皮に使う小麦粉も、タネに用いる豚肉も野菜も
  すべて国産原料で作られたシューマイを選ぶと、安心

乾物ストック

- **切干大根**
  煮物だけじゃない!　味噌汁の具やサラダの材料など、
  さっと戻すだけで使える優秀食材
- **あおさ**
  味噌汁や卵焼きなどにちょい足ししてマグネシウムを補給
- **海苔**
  ごはんのおともに、食卓に欠かせない存在。マグネシウム補給にも◎
- **わかめ**
  味噌汁だけでなく、サラダや酢の物などにも使える。こちらもミネラル豊富

はじめに

はじめまして！　適食アドバイザーのあこです。この度は本書を手に取っていただきありがとうございます。私は、これまでに管理栄養士として1万件以上の栄養アドバイスをしてきました。総合病院のがん治療チームでの指導、マクロビ料理家の助手を経験後、分子栄養学にたどりつき、現在は日常生活で役立つ栄養学をYouTubeで配信しています。そのYouTubeの中で、私はこんな質問をしています。

「私があなたに、服を一着、上下セットでプレゼントするとしましょう。金額は気にしなくて大丈夫。どんな高級ブランドでも構いません。ただ、あなたが生涯で着られる服はこの一着だけ。そのとき、あなたはこの服をどのように扱いますか？」

あなたの答えはいかがですか？　おそらく多くの方が「大切に着る」と返答するで

しょう。「できるだけ手洗いしたりクリーニングに出したりする」と答える方もいるはず。とにかく特別な一着のドレスとして大切に扱うでしょう。

「何が言いたいのかわからない」って？　そうですよね。では結論をお伝えしましょう。この話で私が伝えたいことはたった1つです。

その、たった一着のドレスは、あなた自身です。

私たちは、自分の体がどんなに傷んでも、古くなっても、買い替えることはできません。だから、傷む前にちゃんとメンテナンスしてあげたいし、もし傷がついてほころびたら、縫い合わせて修復してあげたい。だって大切な自分自身ですから。

では、どうしたら自分を大切にできるのか。**そのカギは、あなたが日々選択する「食」にあると、私は考えています。**

とはいえ「自分を大切にする食事の仕方がわからない」と感じる人は多いでしょう。

実は、私自身もマクロビオティックや断食などあらゆる健康法を試してはうまくいかず、迷走した時代がありました。それらの経験を通して行きついた、1つの答えがあります。それが「**栄養摂取には優先順位がある**」ということです。

下のピラミッド図をご覧ください。これは、栄養摂取の優先順位を表した図です。土台となるのは消化をフォローする食事、その上には糖質・脂質・たんぱく質の三大栄養素、さらに上にはビタミン・ミネラルなどが続きます。

ピラミッドは下から順に積み重ねていくもの。ですから、**土台がしっかりしていない状態で、いくら上の方のことばかり気にしてもメンテナンスはで**

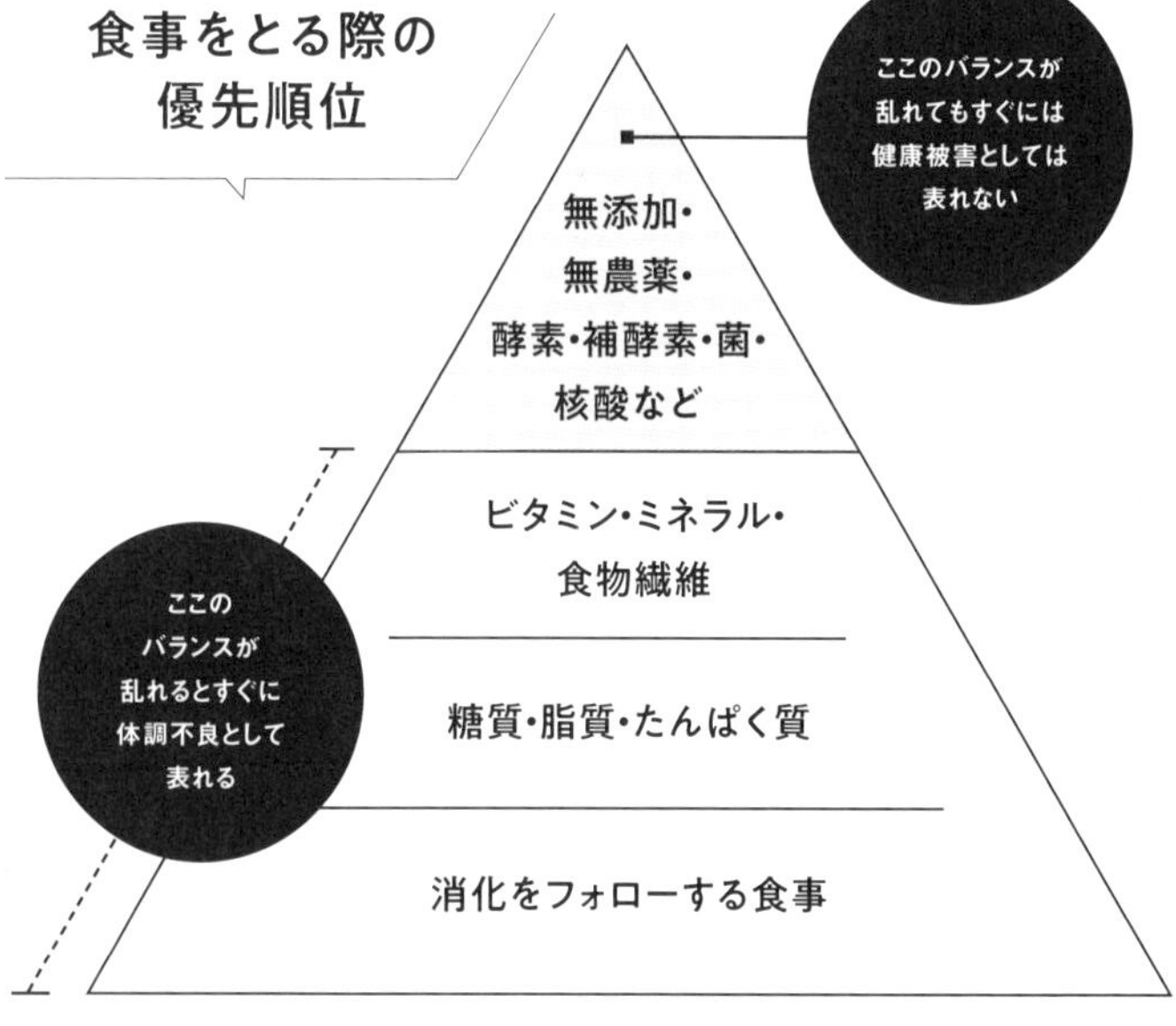

きません。

消化力の低下した人が、いくら高たんぱくな食事をとっても、筋肉はつかないし肌もキレイにはならない。エネルギー不足の女性が、いくら無添加無農薬&野菜たっぷりを徹底しても、キレイは手に入らないのです。

今、偉そうに語っている私ですが、自分自身も以前はこのピラミッドが崩壊寸前だった1人です。でも、これを土台から組み立てていった結果、今では朝から晩まで、仕事も家事育児も自分時間も楽しめるようになりました。

だから、今はピラミッドがぐちゃぐちゃだと感じた人も、大丈夫。手間と時間をかけて食事を作ったり、特別な酵素を飲んだりする必要はありません。

「現代人は食べすぎている」とよく言われますが、その言葉は少し意味が違うと私は感じます。実際は「『栄養のないものを』食べすぎている」のです。

強い意志なんていりません。**栄養摂取の優先順位を守りながら、体の仕組みに則《のっと》って食べる**。**それだけで、勝手にキレイになれる**。

さあ、今ここからいっしょに始めましょう。

Contents

第1章

根性論ナシ！「ゆる砂糖断ち」のすすめ

第2章

その知識、本当ですか？「正しい腸活」

第3章

「ととのう習慣」が、キレイを作る

※本書掲載商品については2023年10月時点の情報になります

ブックデザイン……西垂水敦・内田裕乃（krran）
撮影……貝塚純一
フードコーディネート……黒瀬佐紀子
イラスト……川添むつみ
DTP……坂巻治子
構成……山本章子
編集協力……高木さおり（sand）
編集……仲田恵理子
校正……東京出版サービスセンター
ストック写真……AdobeStock・PIXTA・photolibrary

第1章

根性論ナシ!
「ゆる砂糖断ち」
のすすめ

あなたのその不調、「砂糖のとりすぎ」による栄養不足が原因かも！

肌荒れしやすい、疲れが取れない、だるい感じがずっと続いている。病院にかかるほどではないけれど、「なんとなく不調」……それは砂糖のとりすぎが原因かもしれません。

実は、砂糖をとりすぎると栄養不足を引き起こしてしまうことがあります。

なぜなら砂糖は、糖質以外の栄養素をほとんど持たないため、砂糖をエネルギーに変えるときに、体に蓄えてあった栄養素や、他の食品から摂取した栄養素を必要とするからです。

具体的には、ビタミンB群やマグネシウム、鉄といった栄養素。[*2]

なので、砂糖が体内にたくさん入ってくると、体内にあったそれらの栄養素が消費されます。そのため、体が栄養不足に陥ることが出てくるのです。

でも「甘いものってどこからが食べすぎなの?」「食べすぎのラインがわかったら控えやすいな」と感じている方もいらっしゃると思います。

ですからここで、「このサインが出たら甘いものを控える目安だよ」というのを3つお伝えしていきます。

まず1つ目は、肌荒れです。砂糖をとりすぎると肌荒れしやすくなります。

砂糖のとりすぎで肌荒れが起こる原因は、腸内に悪玉菌が増殖して腸に炎症が起こるため。

砂糖は悪玉菌やカンジダというカビのエサになり、腸内細菌叢《そう》のバランスを乱す原因になります。

腸内細菌叢のバランスが乱れると、腸粘膜に炎症が起こり、細胞のつなぎ目がゆるんで有害物質や未消化物が血中へ入り込む、いわゆるリーキーガット症候群(腸管透《とう》過性《かせい》の亢進《こうしん》)が起こることがあるのです。

リーキーガット症候群では、皮膚の炎症が起こりやすく、時にはメンタル不調やアレルギー症状につながるといわれています。[*3] なので、肌荒れが起こったら、砂糖を控えるサインだと思ってくださいね。

そして2つ目。口内炎や口角炎です。

過去の私はこれで非常に悩んでいました。病院で管理栄養士をしていた時代は常に口の両端に口角炎ができていました。当時は患者さんとお話をする機会も多かったため、話をするたびに唇の端が切れてしまい、ずっと治らない……。どんどん傷口が大きくなっていくことに悩んでいました。

この口角炎や口内炎も砂糖のとりすぎからくるケースがあるのです。なぜなら**口角炎や口内炎の一因は、ビタミンB群やマグネシウムの不足にあるからです。**

ビタミンB群もマグネシウムも、砂糖だけではなく糖質全般で消費されますので、どんぶりごはんやパン、カップラーメンの食べすぎも一因となるでしょう。

実際に、過去の私は、シリアルやパンをたくさん食べていました。これらを控えるようになったので、今は口角炎や口内炎で悩むことはなくなりました。

最後の3つ目は、だるさ・倦怠感です。

寝不足や仕事で疲れたとき以外でも、甘いものを食べすぎれば、だるさを感じやすくなります。これは、先ほどの口内炎の例と同様、ビタミンやミネラルが不足するせいなのです。

また、それに加えて「肝臓の疲労」も原因に挙げられます。肝臓は糖質を貯蔵する場所です。そのため、**砂糖をはじめとした糖質をたくさんとると、肝臓がたくさん働いて過労状態になってしまうことがあるのです。**

最近では、非アルコール性脂肪性肝疾患が増えているといわれていますが、これも砂糖をはじめとした糖質の過剰摂取だといわれています。お酒を飲んでいなくても脂肪肝になることがある。これはぜひとも多くの方に知っておいていただきたいです。

休日にゆったりと過ごしているのに疲労感が抜けない方、もしかして甘いものを常にそばに置いていませんか？ そんな方は、砂糖を（お酒をたくさん飲んでいるならもちろんお酒も!）一定期間控えてみることをおすすめします。

お菓子や甘いものが止まらないのは、意志が弱いせいではありません

そもそも、なぜ甘いものを食べすぎてしまうのか。これを多くの方は「自分の意志が弱いせいだ」と勘違いしがちです。実際は、お菓子を「食べさせられている」と聞いたらどう思いますか？

事実、お菓子を根性でやめることは不可能です。その理由の1つは「依存性」。砂糖たっぷりのお菓子を食べると脳からは快楽のホルモン「β-エンドルフィン」が出ます。でもこのホルモンの効果は一時的。効果が切れたときに、またその快楽を味わいたいと思って甘いものに手が伸びる、そしてまた効果が切れたら手が伸びる……という負のループに陥り、気がついたときには依存状態になっていることもあります。

たかが砂糖で？　と思うかもしれませんね。しかし、**砂糖の依存性はコカインに匹敵するほど強いもの**。なので、意志で抑えることができないのです。

ここに2つ目の理由「低血糖傾向」が組み合わさると、ますます砂糖を欲するよう

になります。

私たちの体は、血糖値が下がりすぎて倒れたりしないよう、アドレナリンなどいろいろなホルモンを働かせます。しかし、**十分な食事をとらずにホルモンを使って血糖値を上げる状態ばかりが続くと、脳は「エネルギーが足りていない!」と認識し、手っ取り早く血糖値を上げられる砂糖を渇望します。**とくに夕方は、血糖値がいちばん下がりやすい時間帯。なので、17時くらいになると甘いものについ手が伸びて止まらなくなるという方もいるのではないでしょうか。

それを防ぐには、ぜひ**15~16時くらいまでに何かを口に運んでおきましょう。**おすすめは68ページに紹介したおやつ。血糖値が下がってフラフラの状態だとお菓子が止まらなくなるので「15~16時くらいまでに」というのがポイントです。

また、夕食後にお菓子を食べたくなるという話もよく聞きます。そんな方は夕食の準備をしながら68ページに紹介したおやつを食べておくだけで夕食後の甘いもの欲に違いが出るはずです。

このように体の仕組みに則って、ぜひお菓子を減らす取り組みを始めていただけたらなと思います。そうして自分を責める日々から卒業してくださいね。

「ゆる砂糖断ち」、やってみませんか？

甘いもの欲を減らしたいという方に、私がいつもおすすめするのが「ゆる砂糖断ち」です。さっそく具体的な方法を紹介しましょう。

まずは**「砂糖（白砂糖、黒糖、てんさい糖、きび砂糖などすべて）」が使われているものはすべて控えます。**

市販のお菓子はもちろん、砂糖を使った手作りのお菓子、煮物などに使う調味料の砂糖、コーヒーに入っている砂糖、全部です。ジュース類によく含まれる**「果糖ぶどう糖液糖（異性化糖）」「人工甘味料」**も控えましょう（詳しくは146ページ参照）。

じゃあ使える甘みは？　というと、みりん、甘酒、生フルーツやドライフルーツです。メープルシロップやはちみつなら、1日あたり大さじ1程度は大丈夫。この点が「ゆる」砂糖断ちとしているゆえんですね。

これらの甘みを上手に使いながら、徐々に砂糖なしでの生活に慣らしていきましょう。**期間は1〜2週間。長くて3週間を目安に行います。**期間中は、お酒も控えましょう。ちなみに、これを読んで「自分には無理そう……」と感じた方はまず66ページで紹介する「お菓子ぬき」チャレンジから始めてみてくださいね。

ゆる砂糖断ちを実践した方からの感想で一番多いのは、肌の変化。「1週間くらいで肌の調子がよくなった」「化粧ノリが全然違う」といった声が届いており、私自身も実感しました。1週間のゆる砂糖断ちでも十分に変化を感じられるはずです。

また、こちらもあくまで個人の感想ですが、生理痛が緩和したという声もよく聞かれます。

「生理痛がなくなった」「経血の出方が変わった」などの言葉が意外と多いのです。生理痛はマグネシウム不足との関わりがあるともいわれているので、砂糖の摂取量が減ったことによりマグネシウム不足が解消されたのかな、と個人的には推察します。

さらに「イライラがなくなった」という心の変化を感じる方も。

これは血糖値と関わっている可能性があります。先にお伝えしたように、砂糖を食べると快楽ホルモンが出て、一時的には「ほっとする」「なんだか幸せ」という気持ちになります。しかし、食べ方によっては血糖値が乱高下して、焦りやイライラが出ることが。

血糖値の上がり下がりは気分の浮き沈みともいわれますので、情緒不安定と砂糖の摂取量は密接に関係している可能性があります。「自分のイライラが落ち着いたことで、家族みんなの雰囲気までよくなった」なんて、予想外のギフトがあった方も！

あとは、「集中力が増した」という声もよく聞きます。

鋭い方は「あれ？　砂糖をとったほうが集中力が増すのでは？」と思ったかもしれませんね。確かに、脳にとって砂糖は最高のごほうびになります。しかし、砂糖はあっという間に消耗してしまう。そのため、集中力が途切れがちになってしまうのです。

集中力を増すためには、持続時間が比較的長い糖質、つまり食物繊維を含んだ炭水化物を取り入れること。後のページで解説しますが、ゆる砂糖断ちでは、でんぷんをしっかりとることをおすすめしているので、集中力アップにつながったのかもしれません。

その他、「腸の調子がよくなった」「体重が減った」「むくみが減った」「コンビニに寄らなくなったのでお金の節約になった」といった感想が寄せられています。

「羅漢果《らかんか》を使った甘味料はOKですか?」とよく聞かれますが、私は利用しません。**ゆる砂糖断ちは、甘さに慣れた味覚を整える目的もあり、砂糖同様の強い甘みを持った羅漢果も控えることをおすすめします。**

また、甘酒の中には砂糖やぶどう糖を使用しているものもあるので、原材料表示を見て不使用のものを選びましょう。

でも簡単に「砂糖をぬこう」だけでは、ただの根性論になってしまいますよね。どうしたら楽に成功できるか、その具体的な方法を次から紹介していきます。

1日3回茶碗1杯のごはんが、あなたのお菓子を減らす

根性論では甘いものは減らせない。「じゃあ、どうしたらお菓子を減らせるのか」「ゆる砂糖断ちができるか」。その点を、順にしっかり説明していきましょう。

まず第1段階は「良質な糖質をこまめにとること」です。

甘いものがやめられない人の多くは炭水化物の摂取量が少ない傾向にあります。朝食を食べない、夕食にごはん（お米）を食べないなどの理由で糖質が体に入る機会と量が少なくなると、脳は手っ取り早く栄養になる砂糖（または小麦粉など粉状の糖質）を求めるようになります。ゆえに、**必要な量の糖質をきちんと体に入れることが、甘いものを減らすことにつながる**のです。

砂糖を控えましょうと言うと「お米は食べていいんですか？」と聞かれることがありますが、あくまで「砂糖を控える」のであって「糖質を控える」のではありません。とくにお米は亜鉛など代謝に必要なミネラルも摂取できるのでとてもおすすめ。食物

繊維のとれる芋、栗、かぼちゃも女性の味方になってくれる炭水化物です。

ちなみに玄米には鉄の吸収を阻害する成分が含まれるので、私としては白米か雑穀米がいいかなと思います。白米に、マグネシウムや鉄などのミネラルを補給できるアマランサスなどの雑穀類を混ぜて炊くのは、ぜひ取り入れてほしい習慣です。

逆に、**パンなど小麦製品には腸内環境を荒らす可能性がありますので、食べすぎには注意が必要**です。

ただ「小麦製品も一切だめ」ということではありません。そもそも、砂糖を控えると自ずとパンやクッキーなどの摂取量が減るため、小麦摂取量も減るでしょう。なので、基本的には「砂糖をとらないようにする」ことだけに、注力していきましょう。

ごはんの話に戻りましょう。よく「ごはんを食べると太るのでは?」という声も聞きますが、女性の場合1日3回×130～150g程度のごはんを食べたところで脂肪になるということはあまりありません(甲状腺機能が低下している場合は除きます)。

太る炭水化物の食べ方は、大量の炭水化物+大量の脂質の組み合わせ。例えば、ドーナッツや菓子パン、こってり系ラーメン、カルボナーラなどですね。これらを大量に食べたりしない限り、糖質で太るということはあまりありませんので安心してください。
　仕事や勉強に集中して緊張状態が続いている、妊娠している、筋トレや運動を習慣的に行っているなどの方はもっとエネルギー消費量が上がります。その場合、1回の主食量を増やしたり、間食で小さなおにぎりを足すなどして糖質を補う必要が出てきます。ご自身の活動量に合わせて微調整をしていきましょう。

　もちろん、1日の必要量を合算して一度にとるのはNG。こまめに食べて安定的に糖質を体に入れて脳を安心させてあげることが成功のヒケツです。

　実際私も、**1日5回くらいに分けてごはんを食べるようになってから、甘いものへの執着心がすごく減りました**。1回に130gも食べられないという方は1回の量を80～100gにして、量を4～5回に分けて食べてください。それで甘いものの欲が止まらない場合は、もう少し量を増やしても大丈夫。自分の状態を見極めながら量を調整してくださいね。

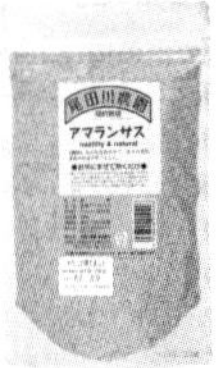

アマランサス

農薬不使用、契約栽培の岩手県産アマランサス。食物繊維が豊富で、他の雑穀に比べマグネシウムや鉄の含有量が多い（380g／尾田川農園）

ここをチェック　粒が小さく、白米に混ぜても味がそれほど変わらず気にならない！　日常的に愛用中。

さば缶、いわし缶をストックしてたんぱく質不足を防ぐ

ゆる砂糖断ち成功のポイント、第2段階は「たんぱく質をきちんととる」です。人間の体は低たんぱく質状態になると、肝臓の糖質をためる機能が低下してしまう可能性が出てきます。そのため、肉や魚、卵といったたんぱく源の摂取量が少ない方は、エネルギー切れを起こしやすい傾向があり、甘いものへの依存心がどんどん高まってしまいがち。

とくに朝食を食べないという方、朝食をパンやスコーンだけで済ませてしまう方、ランチはコンビニのサンドイッチやおにぎりだけという方は気づかないうちにたんぱく質の摂取量が少なくなっているかもしれません。

たんぱく質は「**食べだめ**」**ができない栄養素なので、日中は6時間おきを目安に補給するのがポイントです。**一度にたくさん食べても消化吸収できず、腸内環境を荒らしてしまう可能性も大きいので（詳しくは第2章を参照）、朝昼晩の3回に分けて1回

10〜15gのたんぱく質をとることを目指しましょう。

これまで朝食をとっていなかった方やパンなどで済ませていた方は、忙しい朝にたんぱく質をとるのは簡単ではないですよね。私はできるだけ調理の手間のかからない納豆や卵、しらすなどを朝食に活用しています。中でも優秀なのが、さば缶やいわし缶などの魚の水煮缶。1缶でちょうど15g程度のたんぱく質がとれます。**青魚の脂質は、ヒトの体内では合成できないオメガ3系の必須脂肪酸が豊富なので、細胞膜の生まれ変わりのためにも積極的にとりたいところです。**また、骨ごと食べられるのもメリットですね。

水煮缶はそのまま食べるのはもちろん、野菜と和えて梅や味噌で味つけしたり、卵でとじたり。私はさば缶を使ってそぼろ丼をよく作ります（レシピは85ページ）。さば缶には味噌煮などの商品もありますが、砂糖が使われているものも多いので、ゆる砂糖断ち期間中は水煮缶を選ぶのがおすすめです。

あいこちゃん鯖水煮

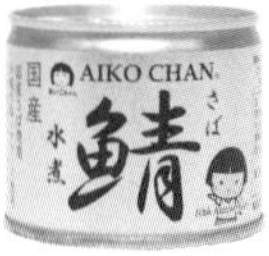

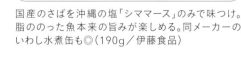

国産のさばを沖縄の塩「シママース」のみで味つけ。脂ののった魚本来の旨みが楽しめる。同メーカーのいわし水煮缶も◎（190g／伊藤食品）

ここをチェック 味もよく、ミネラルを含んだ平釜の塩「シママース」を使っているので、我が家の定番。

「ゆる砂糖断ち」成功のカギは正しい油を選ぶこと

ごはん、たんぱく質とあわせて「ゆる砂糖断ち」成功のカギになってくるのが油。これを正しく選ぶことが、第3段階です。

油は避けたほうがいいんじゃない？　と感じる方もいるでしょうか。確かに、10年ほど前までは「油は避けるべき!」という情報が多くありました。その流れでなんとなくお肉を避ける方もいて、ノンオイルを意識している方の多くは「野菜とごはんだけ」の食生活になりがちだったようです。結果として、油だけでなくたんぱく質まで不足していたわけです。

今は栄養の業界でも考え方が変わってきており「油をとらないほうが危険」といわれています。**油のメリットの1つは、血糖値が急激に下がるのを防いでくれる点。**そして油は、細胞膜を構成するうえでも重要な栄養素です。**細胞膜は脂質がないと生まれ変われないので、若々しくみずみずしい肌や内臓のためには欠かせません。**

油の種類は本当に多種多様なので、どれを選べばよいか迷う人も多いでしょう。私自身は、炒め物などふだん使いの油には「米油」を使います。スープやナムルを作るときは、風味のいいごま油を。

オリーブ油はあまり使いません。というのも、日本では世界基準をクリアしているオリーブ油を手頃な価格で見つけるのが難しいと感じるから。間違ってほしくないのが、オリーブ油もすばらしい油だということです。ただ、良質な品を選ぼうとすると価格の問題が出てくるだけです。

ドレッシングなどには、オリーブ油の代わりにエキストラバージンの米油やごま油を使います。また、バターを含め乳製品はあまりとらないので（151ページ参照）、バター代わりに無臭のココナッツオイルを使っています。

血糖値が急激に下がるのを防いでくれる油をとらないと、甘いもの欲がアップしがちです。毎食スプーン1杯の油は怖がらずとるようにしましょう。野菜炒めを作る際の油や、サラダのドレッシング程度の油の量はデメリットを気にする必要はありません。ただ、前述の通り糖質＋脂質をセットでとりすぎると血糖値が高止まりしやすいので、ドーナッツやカルボナーラ、天丼などの食べすぎには気をつけてくださいね。

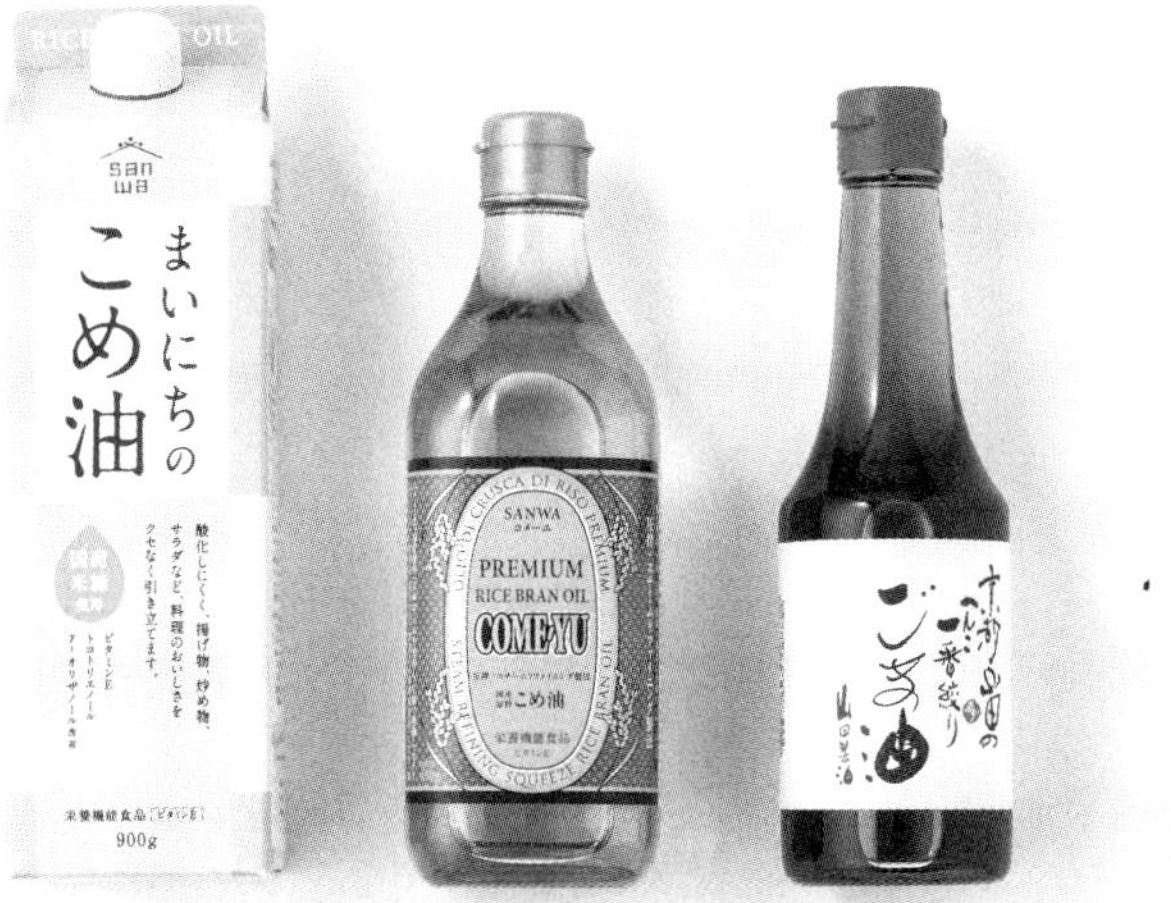

+まいにちのこめ油
(900g/三和油脂)

揚げ物や炒め物など、メインで使用する油はこちら。国産原料のみ使用で鮮度抜群なうえ、品質劣化を防いでくれる紙パックタイプがうれしい。ふだん使いの油をこめ油にすることでオレイン酸とリノール酸もバランスよくとれる。

+圧搾米油コメーユ
(450g/三和油脂)

国産の新鮮な米ぬかを、圧搾製法によって搾油。ピュアな風味なので、ドレッシングのオイルとしても最適。エクストラバージンのオリーブ油のような使い方ができる。ビタミンEをはじめ栄養価を効率よく含んでいる。

+ごま油
(275g/山田製油)

白ごまを原料とした、昔ながらの製法で作る一番絞りごま油。添加物や薬品を一切使わず、焙煎から精製まで約1か月の工程を経てできあがる。香ばしく豊かな香りと、コクがあるのにあっさりとした口当たりが特徴。調理法を問わずいろいろな料理に。

お菓子依存症の陰に鉄不足あり。「あさり」で鉄補給

甘いものが止まらないという人の中には、鉄が不足しているタイプの方もいます。**鉄は、糖質の代謝に必須であり、幸せホルモンといわれるセロトニンをたんぱく質から生成するときにも使われます。**

では、手っ取り早くサプリなどで鉄を補給するのがいいかというと、そう単純な話ではありません。鉄を吸収する場所は腸です。また、鉄の吸収に関係している腸内細菌も発見されています。

ですから、まずは腸内環境を整えて鉄をより吸収しやすい状態にするのが大切。それとあわせて、食品から鉄を補給することを、私はおすすめしています。

もう1つ、鉄について補足しておきましょう。鉄不足を解消するために必要な栄養素としてビタミンB12や葉酸が必要、という話は聞いたことがある方がいるかもしれませんね。ですが、それだけではないのです。

まず糖質。これは意外と知られていませんが、赤血球は糖質をエネルギーにします。ということは、糖質がなければ血液（赤血球）を作ることができないということ。なので、**ごはんなどの良質な糖質補給が、鉄不足解消のためにも必要です。**

そして、たんぱく質も必要です。鉄はたんぱく質と一緒にくっついて移動するので、**たんぱく質が少なければ体の中を巡ることができず、鉄が体内でうまく使われなくなってしまいます。**そのほかにも、亜鉛やマグネシウムも必要になってきます。鉄不足を解消するには、意外と複合的に栄養素をとる必要があるのです。

だからこそ私は、鉄は食品から補うことをおすすめしています。

食品なら、たんぱく質や亜鉛、マグネシウムなどをまとめて摂取できます。その意味で優秀なのがあさり、牡蠣、しじみといった貝類です。とくにいちばん手軽に効率よく鉄をとれるのが、あさりの水煮缶やあさりのむき身。我が家では保存もきく水煮缶を常備して味噌汁に入れたり、鍋に入れたりしています。鉄不足を自覚していて甘いもの欲が止まらない方には、ぜひ活用していただきたいアイテムです。

あさりの水煮缶を選ぶときは、添加物などが使われていないものがベストではありますが、一般的なスーパーで売られているものは、pH調整剤などの添加物が使われていることが多いのが現状です。もちろん無添加のものが手に入るにこしたことはないですし、無添加のものを探して買うのもいいのですが、「無添加でないと食べちゃダメ」と考えてしまうと、手軽に栄養補給できることがメリットである「あさりの水煮缶」を買うことができなくなってしまいます。

添加物を気にしすぎて栄養が不足してしまうのは大きな損失です。「はじめに」のピラミッドでお伝えしたように、土台として糖質、脂質、たんぱく質の三大栄養素を十分にとり、そのうえにビタミン、ミネラルを含めた五大栄養素を意識して栄養で満たすことが体のベースになります。ですから、**鉄が不足している場合は、まずは添加物のことは忘れて、栄養を満たしてあげることを優先してほしいのです。**その次の段階として、無添加を選ぶという順番でも、決して遅くはありません。

これはあさりの水煮缶に限った話ではありません。無添加にがんじがらめになってスーパーやコンビニで何も買えないとなると、栄養不足が進み、キレイから遠ざかってしまうことがあります。「ゆる砂糖断ち」もうまくいかないかもしれません。

ぜひ栄養を満たすことが先という意識を持って、食べ物を味方につけていただければと思います。

味噌汁にあおさ、ごはんに海苔は常時セット

ここまでで、糖質をエネルギーに変えるためには、マグネシウムやビタミンB群などが必要で、それらの栄養が不足すると甘いものが止まらなくなる、という事実をなんとなく理解いただけたかなと思います。

とくに注意したいのが、マグネシウムです。**甘いものやお酒をたくさんとっている方の多くは、体内のマグネシウムが大量に消費されがちで、気づかない間に不足していることがあります。**

マグネシウムが不足すると、まぶたがピクピクする、足がつるといった症状が出る可能性がありますので[*4]、こういった症状に心当たりのある方は、マグネシウム補給を意識してみるといいですね。

また、マグネシウムが不足すると記憶力や判断力、集中力が落ちる、糖尿病や心疾患のリスクが上がるといった研究データもあります[*5・6]。鉄などに比べて不足のリスクが

叫ばれていませんが、マグネシウムは非常に重要な栄養素。そのため「ゆる砂糖断ち」の期間はもちろんのこと、日常的にマグネシウム食材を積極的にとることをおすすめしています。

となると、マグネシウムを含む食材が何なのかが気になりますよね。

マグネシウムが多く含まれる食品は海藻類、ナッツ類、雑穀、青菜類、大豆製品、そして平釜の工程や非加熱で作られている塩です。

中でも、**あおさのマグネシウム含有量はトップクラス**。乾物で売られているので保存もきくし、味噌汁などに入れるだけでマグネシウムが補給できるので、忙しい方でも気軽に取り入れやすい食材です。

味噌汁にはわかめを使っている方も多いと思いますが、そこにあおさを加えるだけでマグネシウム含有量がグンとアップします。

ここに豆腐が入ったらまさに最強のマグネシウム補給の料理。ねぎを入れるような感覚で、どんな味噌汁にもあおさを入れることを定番にすると、毎日の食卓で安定的にマグネシウムをとることができます。

「あおさは洗う手間が面倒だから……」という方は、お好み焼きなどに使うあおさ粉がおすすめです。味噌汁に加える以外に、ごはんに混ぜ合わせてもおいしくいただくことができます。

あおさほどではないですが、海苔もマグネシウムがたっぷり。**海苔はたんぱく質や食物繊維、鉄、ビタミンCも含まれているので、複合的に栄養補給ができる優秀な食材**[*7]です。

我が家はとにかく海苔の登場回数が多く、おにぎり以外に、お吸い物にもみ海苔を入れたり、卵焼きを作るときに一緒に海苔も巻いたり、磯辺揚げや海苔の佃煮を手作りしたりしています。

お子さんがいる家庭では、子どもがお腹が空いたとき、おやつ代わりに自分で食べられるよう、いつも食卓に海苔を置いておくのもいいですね。

ただ、味つけ海苔には砂糖が使われているものが多いので、「ゆる砂糖断ち」中は焼き海苔を選びましょう。

栄養不足解消のためにも、日本の食文化に欠かせない海藻類をぜひ上手に活用してください。

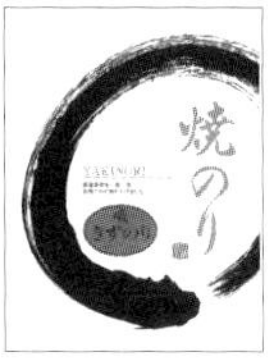

焼のり(磯キズ)

愛知県産初摘み海苔だけを厳選。最高ランクの海苔に負けない旨みがありつつ、欠けや破れがあるため家庭用に最適(10枚入り/山ヨ榊原商店)

ここをチェック キズありのおかげでお買い得ですが、歯切れよく、香りも味も最高。日々の食卓に必須!

お菓子に手が伸びる前に、ピンポン玉おにぎり、プルーン、小魚を

「ゆる砂糖断ち」を始めると、1〜3日目の間に禁断症状のような「甘いものが食べたい！」という強い欲求が出てくる方がいます。

毎食ごはんを食べ、たんぱく質と脂質、ビタミン・ミネラルをこまめに食べる生活を続けていると、栄養が満ち足りていくので甘いもの欲が生まれにくくなりますが、1、2日目はまだ栄養不足（エネルギー不足）の状態の方が多いとき。このあたりがいちばんお菓子に手が伸びやすいのですが、そんなときに食べると甘いもの欲がスーッと消えていくおやつを3つ紹介します。

まず1つ目、ピンポン玉サイズのおにぎり。これはエネルギー不足で甘いものを欲している場合に効果的です。私たちの体のエネルギーになるのは糖質と脂質です。脂質は栄養が足りない場合にぶどう糖に代わって体を動かすエネルギーとして使われるものですが、脂質からエネルギーを生むのはものすごく非効率な作業で、栄養も複数

種必要になります。なので、脂質をうまく活用できない方もいらっしゃいます。そのため、やはり良質な炭水化物をこまめにとることが効率的で、体の負担は軽いのです。

そこで、ピンポン玉サイズのおにぎりが活躍します。ポンッと一口で食べられる大きさがベストサイズ。さらにおすすめは、かつお節を使ったおにぎりです。我が家では、かつお節にちょっとだけ醤油をまぶして風味をつけた「おかかおにぎり」が定番です。**かつお節は、たんぱく質やビタミン・ミネラルもとれるので、栄養のちょい足し要員としてはかなり頼りになるアイテム。**ゆる砂糖断ち中はぜひ、ピンポン玉サイズのおかかおにぎりを2、3個作っておきましょう。6、7個まとめて作って冷凍しておくのもいいですね。

作り方は、150gのごはんにかつお節3~5g程度が目安。これくらいたっぷりと入れるとおいしいうえに栄養補給ができます。これを「ちょっと口さびしい」「甘いものが食べたい」とい

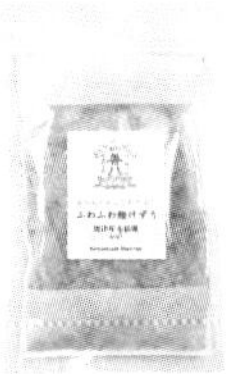

ふわふわ鰹けずり

血合い抜きの焼津産鰹本枯節を、口溶けのよい薄削りに仕上げている。炊き立てのごはんにのせるだけでご馳走に（10g／やいづ善八）

ここをチェック　だし用とは別に、ふりかけのようにごはんにかける用、おにぎり用として常備しています。

うときに1、2個食べるとお腹も甘いもの欲も満たされる可能性は高いです。

そして2つ目は、プルーンです。プルーンは、良質な糖質と食物繊維、そしてマグネシウムや鉄を含んでいます。*7 ビタミンEも含むので、美容と健康におすすめの食材。ミネラル、とくに鉄が不足してくると、甘いもの好きでなくともお菓子に手が伸びがち。鉄不足の傾向で甘いものが止まらない人は、プルーンを常備しておくといいでしょう。

3つ目は小魚です。私自身、小魚がないと生きていけないというほど頼りにしています。小魚はカルシウムとマグネシウムが多いのがメリット。定番のヘルシーおやつ、アーモンドフィッシュはナッツも合わさっているのでさらにマグネシウム補給ができるもの。ただ、「ゆる砂糖断ち」中は砂糖を使ったアーモンドフィッシュを避けるため、「食べる煮干し」がおすすめ。最近では、だし用以外におやつ用の煮干し（食べる煮干し）が売っているので、そちらを活用してくださいね。

その他のおすすめは68ページで紹介しました。**こうしたおやつを「お腹ペコペコになる前に」とってください**。「がまん」ではなく「栄養補給」が「ゆる砂糖断ち」成功のヒケツです。

1日7粒のくるみをお菓子代わりに

甘いものが止まらない状態を止めるためにはマグネシウムなどのミネラルとともに、たんぱく質の摂取が重要だとお伝えしました。

これにはもう1つ理由があります。たんぱく質は満腹ホルモン、コレシストキニンの分泌に関わるため、たんぱく質が不足すると、お菓子もごはんも「食べだしたら止まらない!」となることがあります。そこから、食べすぎによる肌荒れやむくみ、腸内環境の悪化が起こることもあるのです。

そこで活躍するのが、くるみやアーモンド、カシューナッツなどのナッツ類です。**ナッツ類はマグネシウムの重要な供給源。ビタミンB12以外のビタミンB群や鉄も含んでいます**。

さらに、それだけではありません。実はナッツ類にはたんぱく質も含まれているんです。例えば、アーモンド100g中にはたんぱく質が20g程度、カシューナッツ

100g中にはたんぱく質が20g程度、そしてくるみ100g中にはたんぱく質が14g程度含まれています。[*7] 鶏もも肉100gの含有量は17g程度ですので、意外に多いと思いませんか？　なので逆に、たんぱく質が不足している方は、ナッツを食べだすと止まらなくなることがあります。不足しているたんぱく質を、ナッツから補おうとするためです。ナッツを食べだすと一袋すぐ食べてしまうという方は、やはり1日3回の食事でたんぱく質をとることは必須だと思います。

これを守っていただいたうえで、良質なナッツをお菓子代わりに「1日7粒」とってみましょう。この数を意識することで、ナッツが止まらなくなることも、お菓子が止まらなくなることも減ってくるはずです。

私は、ナッツの中でもとくにくるみを利用することが多いです。**くるみは、体内で作ることができないオメガ3系の脂肪酸も一緒に補給できる**ので、私は左ページに掲載した「無添加生くるみ」を料理にもおやつにも活用しています。

おすすめの食べ方は2つ。1つは、素炒りです。160度のオーブンで7、8分焼くか、弱火にかけたフライパンで6、7分炒ります。

2つ目は「メープルきな粉くるみ」。きな粉を組み合わせるためマグネシウム量がさらにアップします。

作り方は、生くるみ50gをフライパンに入れて2、3分中火で炒り、メープルシロップ大さじ1と塩2つまみを加えて水分がなくなるまで混ぜたら火からおろします。きな粉を適量しいたバットに広げて全体にきな粉をまぶせばできあがり。メープルシロップ大さじ1だけの甘さですので、ゆる砂糖断ち中にも活用できます。ただし、こちらも1日7粒程度を目安にしてくださいね。これを動画で紹介したところ、甘いもの欲が減ったという声を多数いただきました。

くるみはスーパーフードともいわれる優秀な食材で、100gあたりマグネシウムを150mg含んでいます。これは30歳から64歳の女性に必要なマグネシウム量の50%以上を占める量。**マグネシウムは、丈夫な骨、しなやかな筋肉、張りのある肌、つややかな髪を作るためにも重要な栄養素**です。ぜひ、上手に活用して、体の中から健康美を手に入れてくださいね。

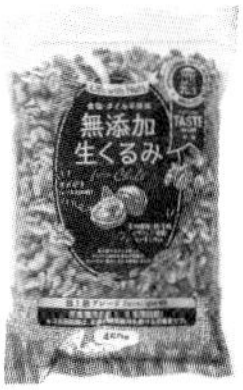

無添加生くるみ

国際味覚審査機構で2つ星を獲得した最上級グレードの生くるみ。えぐみが少ないのが特徴。チリの生産者から直接買い付ける品（450g／木野物産）

ここをチェック 私は酸化防止のため冷凍庫で保管。本当においしいのでずっとリピートしています。

コーヒーは朝イチより始業前がグッドタイミング

鉄が不足しやすい人の中には、1日のうちにコーヒーを何杯も飲むという方がいらっしゃいます。が、**コーヒーに多く含まれるカフェインは、非ヘム鉄の吸収を阻害してしまいます。**

そのため私は、朝イチでコーヒーを飲むことは控えるようにお伝えしています。鉄は、豆乳や納豆、オートミールなどの植物性の食品にも含まれているため、朝食でコーヒーを飲んでしまうとせっかくとった鉄の吸収が悪くなり、鉄不足の要因になってしまいます。ですから、**コーヒーを飲むのであれば、食間がおすすめ。**食事から2時間以上経過したタイミングに飲むことをおすすめします。

コーヒーはアドレナリンを分泌させるので、仕事のスイッチが一気に入ります。ただ、この作用にはちょっと注意が必要です。コーヒーに多く含まれるカフェインは、アドレナリンのほかコルチゾールというホルモンの分泌を促しますが、コーヒーを飲むたびにこれらのホルモンを分泌していると、徐々にホルモンバランスが乱れてくる可能性が出てきます。

とくに副腎から分泌されるコルチゾールは、分泌しすぎると副腎と脳とのやり取りに不具合が生じて、ホルモン分泌量が減少してしまうことも。*8

副腎は、血圧やミネラルバランスの調整、血糖や自律神経をコントロールするといった働きもあるので、**副腎と脳のやり取りに不具合が生じると、血圧も血糖値も自律神経も乱れて、コーヒーや甘いもの、そしてお酒がやめられないことが起こりがちです。**

また、コーヒーは栄養素の損失を加速させる側面も持っています。カフェインの影響でアドレナリンが分泌されると、糖質がなくてもエネルギー回路を回し続けることができ、集中力が保てるようになります。でもその裏でビタミンやミネラルが多く消費されているのです。

こうなると、徐々に糖質や脂質を代謝する栄養素が不足してしまうため疲労感が増し、カフェインでエンジンをかけないとやっていけない、ということが出てきます。私も実際にそういう時期があり、1日1リットル近くのコーヒーを飲んでいました。その時期は両親から「言葉がきつい」と言われたり、後輩に厳しい態度をとってしまったりしたことも……。今ならアドレナリンの仕業だなとわかるのですが、当時は自分の性格を恨んだものです（笑）。なので、なんだか自分がトゲトゲしているというのもコーヒーの量を見直すサインかもしれません。

1日に4杯も5杯も飲まないと気が済まない方は、少々、飲みすぎです。ではどうやって量を減らすか、ですね。カフェインは、急に減らしてしまうと頭痛や倦怠感などの体調不良を招くことがあるので、いきなり減らすのは賛成しません。

私がおすすめする方法は3つ。

1つは朝に良質な塩分を含む味噌汁などのスープを飲むこと。副腎が疲れている方は、体外に塩分を排出しやすく、ミネラルバランスが崩れがち。朝はとくに枯渇するのでしっかり外から補います。

2つ目は前述のピンポン玉サイズのおにぎりや干し芋などで、こまめに糖質を補給すること。難しければMCTオイルやココナッツオイルを混ぜたハーブティーを試してみてもいいでしょう。

そして**3つ目は副腎に必要なビタミンB群を補給することです。**これら3つを実践したうえで、コーヒーの量を減らしていきましょう。

「コーヒーがないと元気が出ない」という状態を作らないことが一番大切なので、飲む量は多くても1日2杯までを目安に。

体のことを考えると、夕方以降にコルチゾールやアドレナリンを出すことを避けたいので、9時から16時の間で楽しみ、空腹時は胃を荒らすので避けましょう。

「ゆる砂糖断ち中、コーヒーは好きなだけ飲んでいいですか？」という質問をよくいただきますが、ここまでの話から考えると、ゆる砂糖断ち中は、コーヒーは1日1杯までに抑えられたらベストですね。ここでご紹介した3つのことを実践しながら無理なくコーヒーの量を適正化していきましょう。

仕事の合間に、野菜ジュースでホッと一息

「仕事が忙しく、ゆっくり間食する時間もありません。そんなときに活用できるもの、ありませんか？」。こういう質問をいただくことがあります。そんなときにおすすめなのが、野菜ジュースです。

選び方のポイントは、①糖類（砂糖、異性化糖など）が含まれていないこと、②果物が含まれていないこと、③食物繊維が入っているとなおよし、というこの3つ。

鋭い方は「『ゆる砂糖断ち』中でも果物はOKなのに、普段の果物入りジュースはダメ？」と思ったでしょうか。決して、果物入りのジュースが悪いわけではないのですが、果汁に含まれる果糖やショ糖をとると、人によってはガブ飲みすると血糖値が一気に上がり、その後の眠気やだるさにつながることがあります。そのため活用しやすい野菜100％のジュースを私はおすすめしています。

具体的には素材の甘みを感じられるトマトジュースや、食物繊維が豊富なにんじん

が入っているジュースなど。**裏の成分表示を見て、食物繊維が2・5g〜3g入っているものを選べるとベター**。また、さすがに「一気飲み」はNGです。

健康志向になると、おやつも食事も全部手作りにしなくちゃと完璧主義になりがちですが、市販品や外食にも頼りになるアイテムはたくさんあります。「完璧な健康」を目指すならば手作りが必須かもしれませんが、「だるさや肌荒れを感じない」というレベル、山で例えるなら頂上ではなく6合目ぐらいまでは手作りごはんじゃなくてもたどり着けると思います。6合目に着いてから7合目、8合目の登り方を考えても遅くはありません。

これまで仕事の合間に飲んでいたカフェオレを野菜ジュースに替えてみる。カップラーメンを食べていたなら、惣菜の焼き鳥を買ってきてごはんと一緒に食べてみる。そこにあおさを入れた味噌汁を追加できれば最高です。いつでも出発点は自分。周りと比べずに、自分にできることから始めていきましょう。

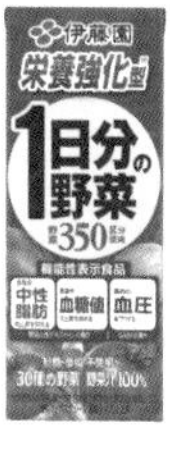

栄養強化型 1日分の野菜

30種の野菜を使用。食後の中性脂肪・血糖値の上昇を抑え、高めの血圧を下げる機能性表示食品の野菜汁100%飲料（200ml／伊藤園）

ここをチェック ビタミンC、カルシウムに加え、食物繊維と鉄が多くとれる。仕事の合間によく活用。

ゆる砂糖断ちはハードルが高い方は、まず7日間「お菓子ぬき」チャレンジから

最初にチェック!

あなたは「お菓子中毒」?

- ☑ お菓子を食べだしたら止まらないことがある
- ☑ チョコ2かけやクッキー2枚ではおやつは足りない(もっと食べたい)
- ☑ お腹がいっぱいでもお菓子を食べたくなる(食後でもお菓子は食べたくなる)
- ☑ おやつを食べるとストレス発散になる気がする
- ☑ 1日2回以上お菓子を食べる
- ☑ おやつの食べる量や回数が増えていっている
- ☑ おやつを食べないとイライラする
- ☑ お菓子はおいしいから食べるというより落ち着くから食べる
- ☑ コーヒーショップや喫茶店で飲み物と一緒についスイーツも頼む
- ☑ ホールケーキ1台またはファミリーパックのお菓子を全部1日で食べきることがある

→3つ以上当てはまったらお菓子中毒の可能性あり!

意外と多いのが、自覚のないお菓子中毒。あまりにも当たり前に食べすぎていて、お菓子を数日ぬいて初めて依存していたことがわかることもあります。チャレンジ前後の体の感覚を比べてみて!

「お菓子ぬき」って？

栄養不足を引き起こす砂糖の大量摂取をリセットするために、砂糖（種類問わず）や異性化糖（果糖ぶどう糖液糖、高加糖液糖など）、低エネルギー甘味料（羅漢果使用の品を含む）を使ったお菓子や菓子パン、飲み物をカット。

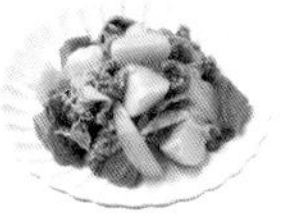

○ 食事に使われる砂糖はOK!

食事中の砂糖はOKなので、外食やコンビニごはんでもメニュー中の砂糖を気にしなくて大丈夫。

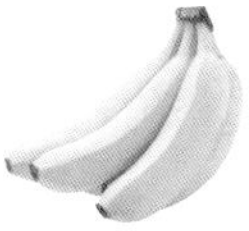

○ 果物・ドライフルーツはOK!

生の果物は1回片手のひらにのる量、ドライフルーツは1回2個（いちじく、プルーン、デーツなど）までOK。

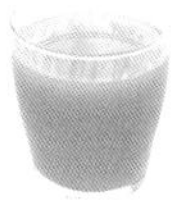

△ 果物ジュースは控えて

味覚を整えるため、ストレート果汁であってもジュース類はNG。果物のスムージーなども期間中は控えて。

お菓子ぬきチャレンジ 成功のポイント

1 甘いもの欲が止まるおやつを味方に

詳しくは→68ページへ

お菓子でなければ間食も食べられるので、おやつで空腹や甘いもの欲をうまく調整していきましょう。

2 1日3食のごはんを「しっかり」食べる

詳しくは→70ページへ

お菓子ぬきは根性論ではなく、キレイになる栄養のとり方を体に覚えてもらうチャレンジ。キモは食事にあり。

成功のポイント 1

甘いもの欲がピタッと止まる おやつを味方につける

甘栗

天然の甘さで
ほっくりおいしい

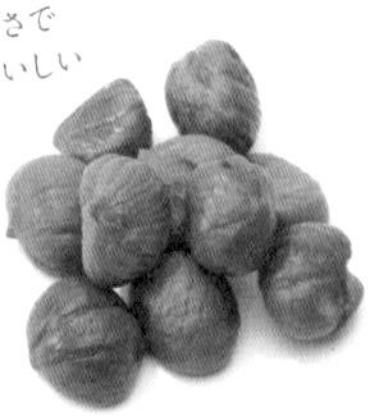

ビタミン・ミネラルをバランスよく含んでいるうえに、食物繊維も豊富です。コンビニやスーパーで手軽に買えるのもうれしいところ。1日3個くらいを目安にしましょう。

干し芋

栄養たっぷり
スーパースイーツ

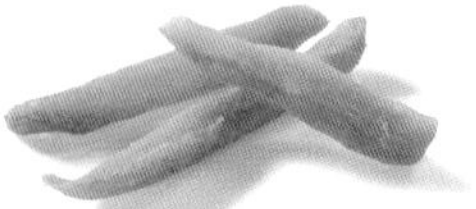

食物繊維をはじめマグネシウムや鉄、カリウムそしてビタミン類が摂取できて甘いもの欲も十分満たしてくれる干し芋。子どものおやつにもぴったり。1日の目安は2〜3枚くらい。

プルーン

良質な糖質と
ミネラルの宝庫

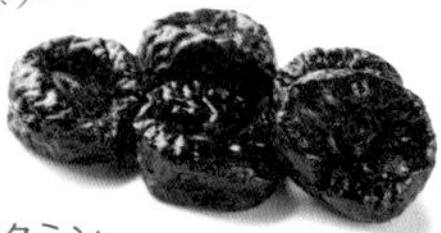

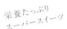

ドライフルーツ好きにおすすめのプルーン。水溶性食物繊維やマグネシウム、鉄が補給できるだけでなく、ビタミンAやEもとれます。摂取量は1日2個ほど。

くるみ

1日7粒で
マグネシウム補給

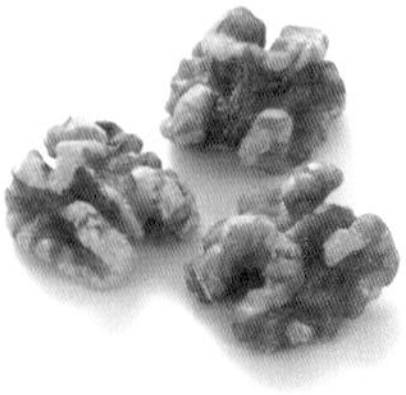

ナッツ好きなら、これ一択かもしれませんね。たんぱく質とマグネシウムをしっかり補えます。新鮮さを追求するなら生のくるみを入手し、炒って食べるのがベスト。

砂糖不使用ジャム

砂糖不使用なら
ジャムだって味方!

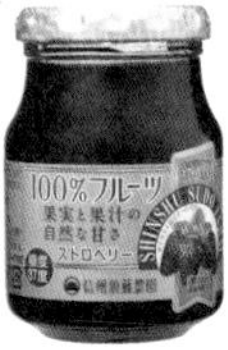

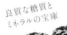

砂糖不使用であれば、ジャムもクラッカーや豆乳ヨーグルトに添えておやつに使えます。一般のスーパーでもわりと手に入るので、成分表示を確認してみてください。

小魚

マグネシウム不足による甘いもの欲をスーッと抑えてくれる。おすすめは右写真の「塩無添加健康たべる小魚」(30g／サカモト)。砂糖不使用のアーモンドフィッシュももちろんOK。

よく噛むことで満足感アップ

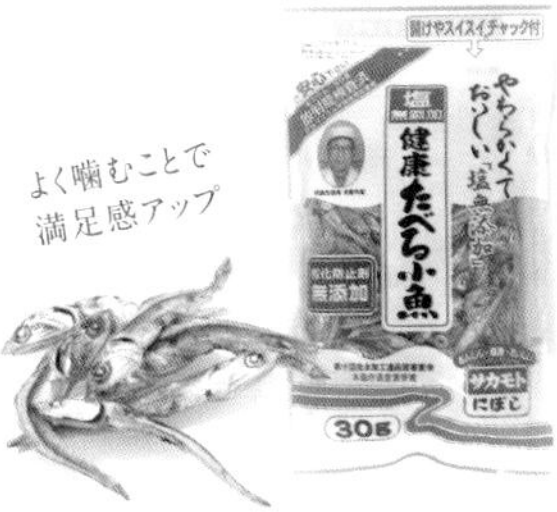

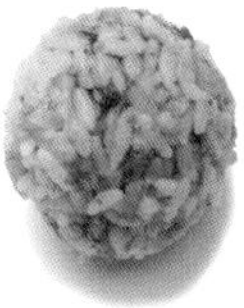

おかかおにぎり

ピンポン玉サイズを数回に分けて

かつお節と少しの醤油を和えてごはんに混ぜ、海苔を巻いたおにぎりは、糖質、たんぱく質、ビタミン、ミネラル、食物繊維がとれる最強おやつ。空腹になりすぎる前に。

はちみつきな粉飴

マグネシウムもきな粉でプラス

はちみつときな粉を混ぜて練ると、「げんこつ飴」のようなおやつに。たんぱく質をはじめ栄養豊富なきな粉を一定量食べるのに最適。

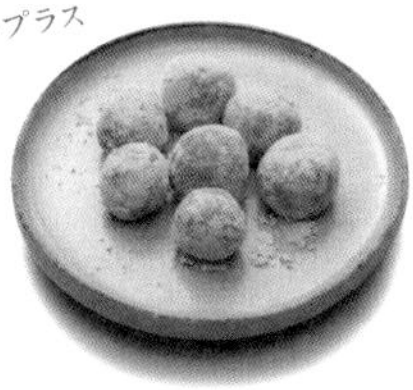

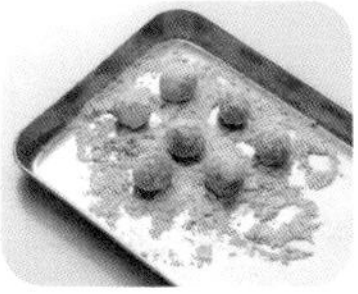

はちみつ20〜30g(20gで足りなければ5gずつ増やす)きな粉20gを練り合わせ、ラップで丸める。きな粉を適量しいたバットにのせ、全体にまぶす。

recipe

無糖アイスクリーム

アイス好きも大満足

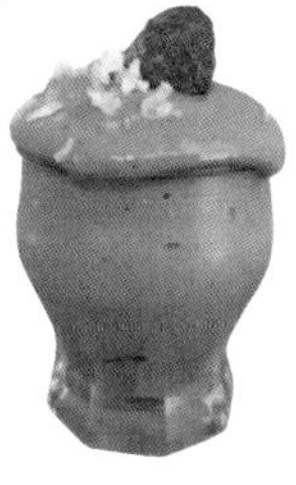

材料 (1人分)

- 生バナナ(熟したもの)…1本
- 豆腐(絹ごし)…100g
- ココアパウダー(無糖)…大さじ1

うまく撹拌できないときは、中身をかき混ぜて再度スイッチオン

①バナナの両端を切り落とし、5㎜〜1㎝幅に切る。ラップに、切ったバナナを並べて包み、3時間以上冷凍。

②フードプロセッサー(ミキサー、ハンドブレンダーでもOK)に①、豆腐、ココアパウダーを入れ、なめらかになるまで1〜2分撹拌する。

成功のポイント
2

1日3食「しっかり」食べる

「しっかり」食べるってどういうこと?

1日3回、お米を食べる

ごはんを1日3回、各130〜150g程度を目安に食べる。80g程度しか食べられないという人は、4、5回に分けて。アマランサス入りごはんにすればマグネシウムや鉄も摂取できてベター。

1日3回、たんぱく質を欠かさない

たんぱく質は摂取して6時間程度しか体内で使えないので、3回に分けて1回10〜15g程度食べる。食べられなかった場合も2倍にせず同量でOK。豆乳なども活用してなるべく摂取を。

毎食小さじ1程度の油をとる

炒め物には米油(ごま油もお好みに応じて)、ドレッシングにはえごま油、亜麻仁油を用意し、毎食小さじ1程度とれるといい。酸化した油などはできるだけ避けましょう。

野菜やきのこはメインディッシュの2倍

毎食たんぱく質を10〜15g程度とるので、しっかり消化吸収するためにもビタミン・ミネラルを補うことが大切。メインが片手量なら、野菜やきのこ類は両手量を食べましょう。

糖質をエネルギーに変える4つの栄養素を意識する

↓

ビタミンB群（糖質代謝に欠かせないビタミンB1、B2、ナイアシン、パントテン酸を含む食材）

糖質、たんぱく質、脂質からのエネルギー代謝に欠かせない補酵素。

おすすめ食材 **TOP5**（1食分）

1 **豚肉全般** 100g
2 **鶏卵** 50g（M1個）
3 **さば** 100g
4 **鮭（白鮭）** 100g
5 **納豆** 50g

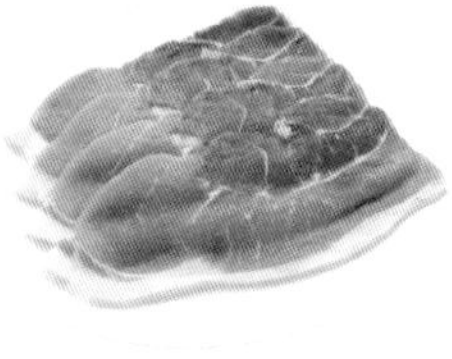

マグネシウム

1日あたりの推奨量
290mg

糖質を代謝する際に大量に消費されるため不足しがちな栄養素。

おすすめ食材 TOP5（1食分）

1	あおさ 3g	96mg
2	アーモンド 30g	93mg
3	カシューナッツ 30g	72mg
4	納豆 50g	50mg
5	アマランサス 10g	27mg

＼鉄も豊富！／

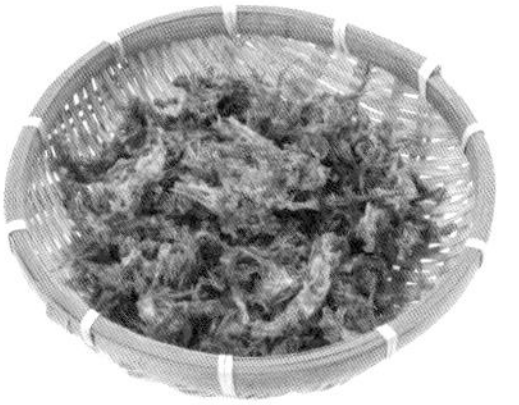

鉄

1日あたりの推奨量
10.5mg

不足するとめまいやふらつき、だるさや甘いもの欲の原因に。

おすすめ食材 TOP5（1食分）

1	あさり（缶詰）20g	6.0mg
2	しじみ 20g	3.0mg
3	かつお 100g	2.6mg
4	牛肩ロース赤身 100g	2.4mg
5	無調整豆乳 200mℓ	2.4mg

（非ヘム鉄。詳しくは162ページ）

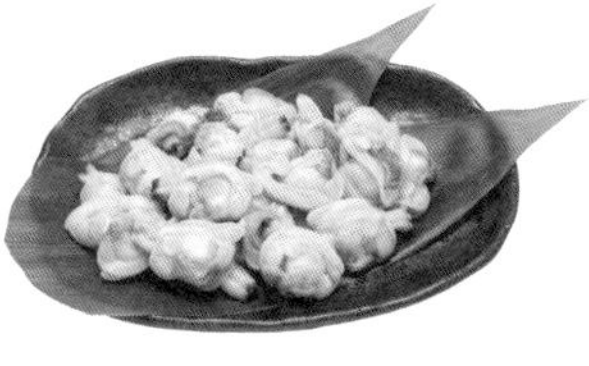

亜鉛

1日あたりの推奨量
8mg

細胞分裂に使用されるミネラル。免疫細胞の働き、粘膜も強化。

おすすめ食材 TOP5（1食分）

1	牡蠣 3粒（60g程度）	8.4mg
2	牛肩ロース赤身 100g	5.6mg
3	白米 150g×3杯	2.7mg
4	カシューナッツ 30g	1.6mg
5	鶏卵 50g（M1個）	0.6mg

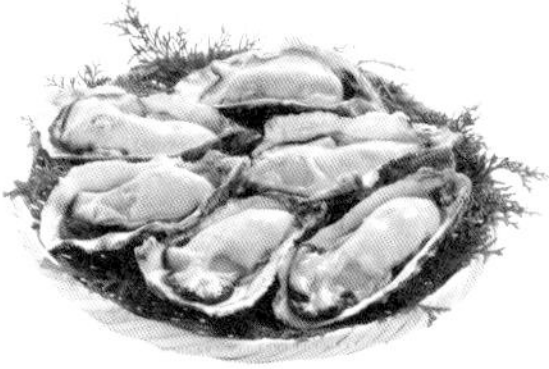

ごまにも比較的多いため、いろいろな料理にちょい足しするのもおすすめ（いりごま100gあたり5.9mg）。

※各栄養素の推奨量は厚生労働省による『日本人の食事摂取基準』をもとにした、30~49歳の女性の1日あたりの摂取量です。鉄は月経のある女性の推奨量です。

朝食

たんぱく質+ごはん+海藻
忙しい朝はこの3つをそろえて!

朝食はいかに手間をかけずルーティン化できるかがポイント。調理いらずの食材を活用し、お好みのたんぱく質食材を複数用意して(献立例は80ページ参照)。

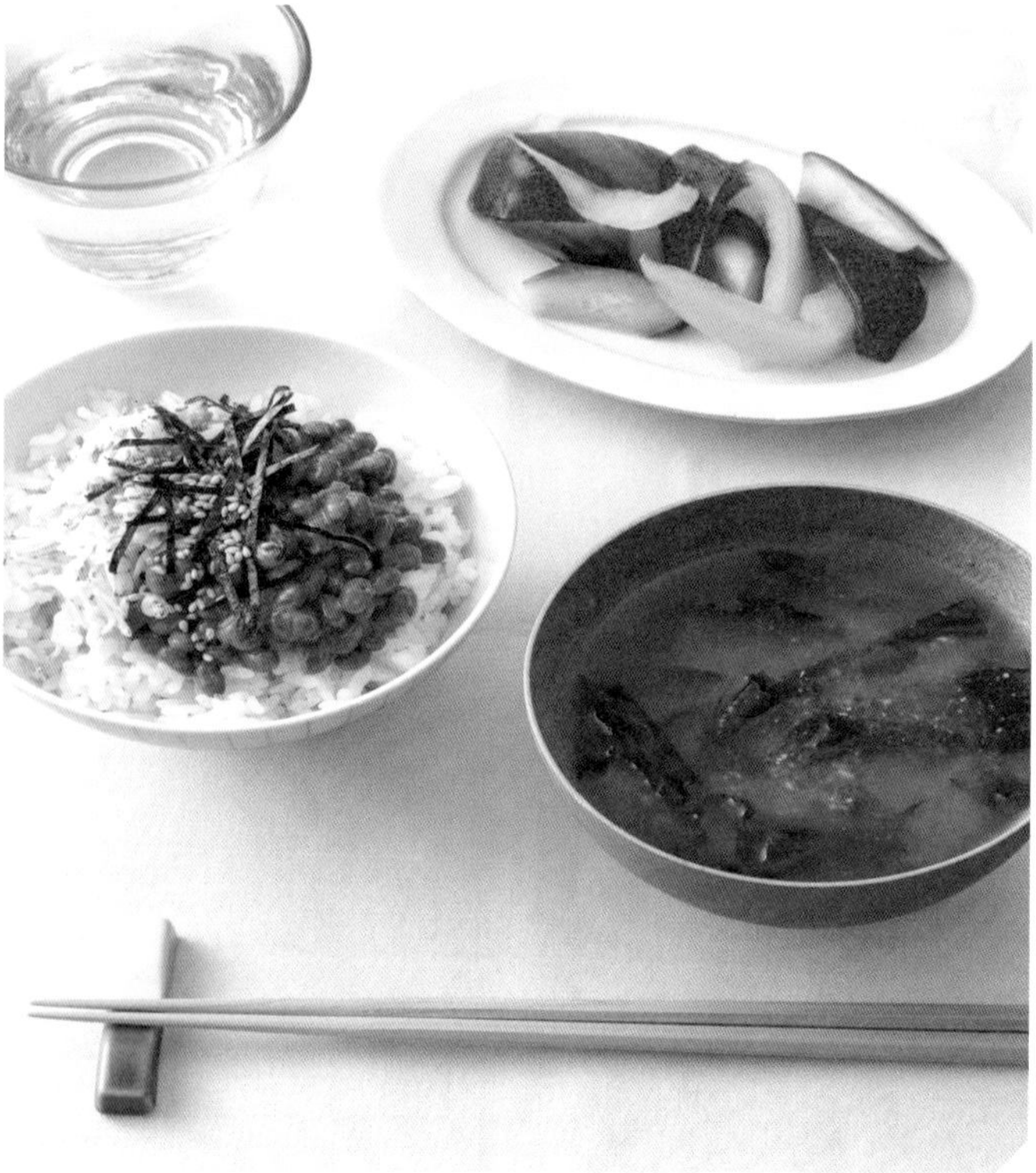

忙しい朝でも栄養リッチに!

朝食の選び方

1杯の味噌汁に海藻をイン

乾物のあおさやわかめを常備して、味噌汁の中にポンと入れるだけでマグネシウムやビタミン、鉄、食物繊維を効率よく摂取できます。味噌汁は前日の夕食に多めに作っておくか、次のページで紹介する味噌玉を活用すれば、忙しい朝でも無理なく食べられます。

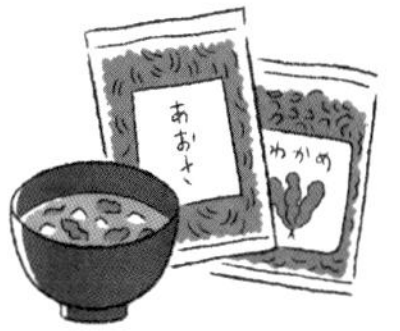

手間なしたんぱく質食材を食卓に

朝食のたんぱく源には、納豆や卵、さばやいわしの水煮缶など、手軽なものを活用。右写真の塩味のミートボールもおすすめ。基本的にごはん食を推していますが、パンが食べたい日は無調整豆乳と卵、大さじ1のはちみつとシナモンをかけたトーストなどでも。

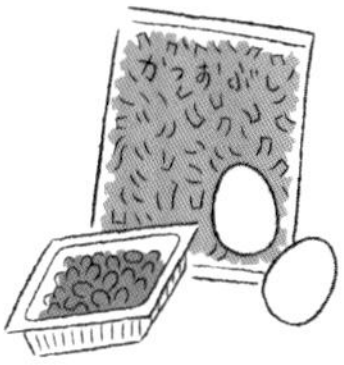

おすすめ

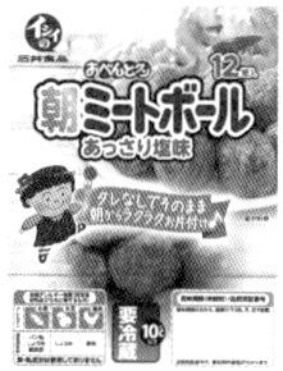

朝ミートボール　あっさり塩味（84g［12粒入］／石井食品）

「ちょい足し」たんぱく質食材もフル活用!

たんぱく質が足りないかな?　というときはちょい足しの重ね技で量を稼いで。ちょい足しに効果的な食材は、しらす、かつお節、ゼラチン。しらすやかつお節はごはんに、ゼラチンは味噌汁にプラスすればたんぱく質が増やせます（P80参照）。余裕があれば野菜料理も!

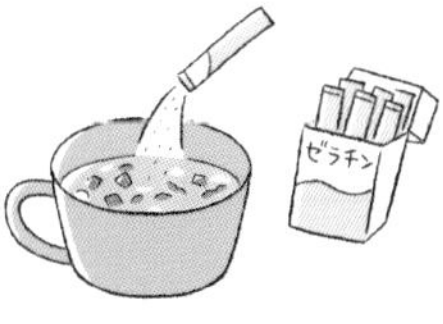

朝1分で味噌汁の完成!

味噌玉の作り方

作りおきしておけば
忙しい朝にしっかり栄養チャージできる

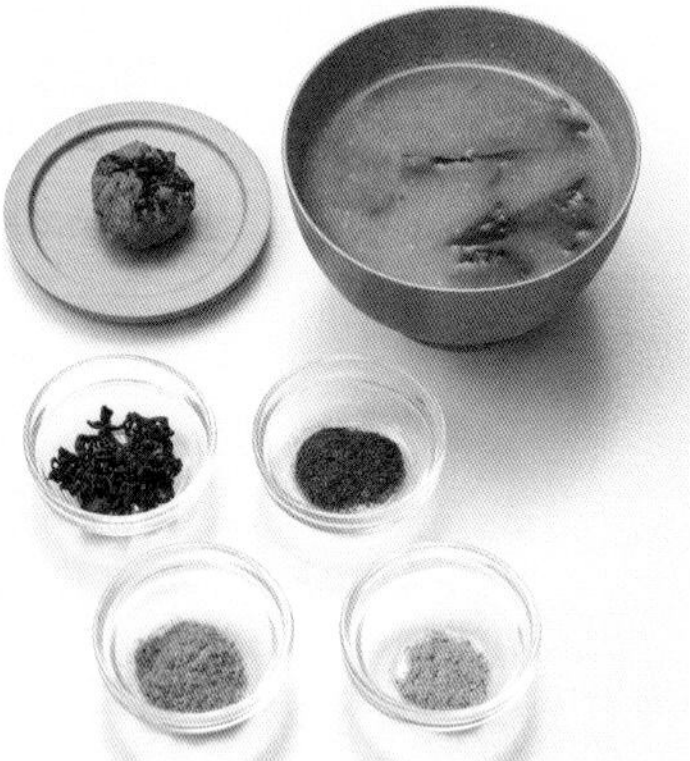

基本の味噌玉

材料 (4個/4杯分)

- 味噌……大さじ3
- かつお粉……小さじ2
- 煮干し粉……小さじ1
- あおさ粉……小さじ1
- 乾燥わかめ
……大さじ2〜3

作り方

① 材料をすべてボウルに入れて混ぜ合わせ、4等分する。

② ラップに①の1/4をのせて丸める。残りの3個も同様に。

味噌汁の作り方

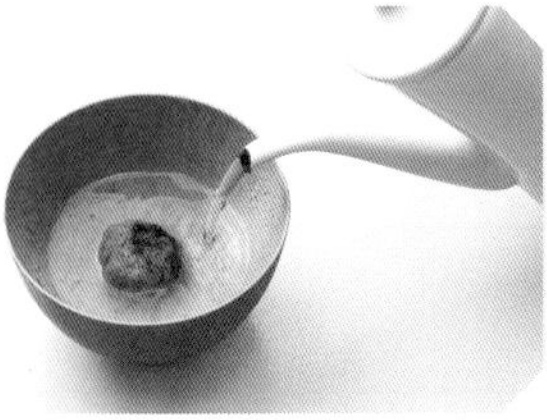

お椀に味噌玉1個を入れ、沸騰した湯を120〜140mℓ注ぎ、箸でしっかりと混ぜる。わかめが戻ったら完成。

冷凍保存もOK

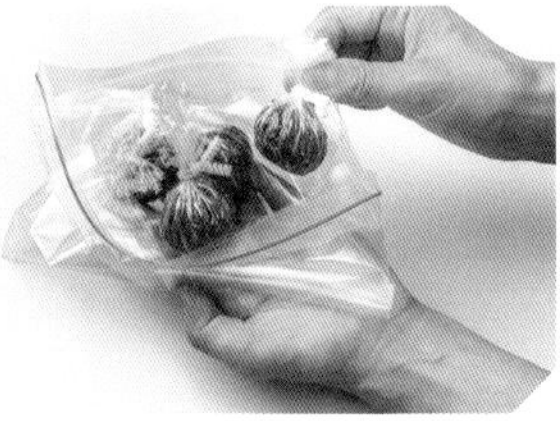

まとめて作った味噌玉は保存袋に入れて冷蔵庫で1週間、冷凍庫で1か月ほど保存できる。製氷皿で冷凍してもOK。

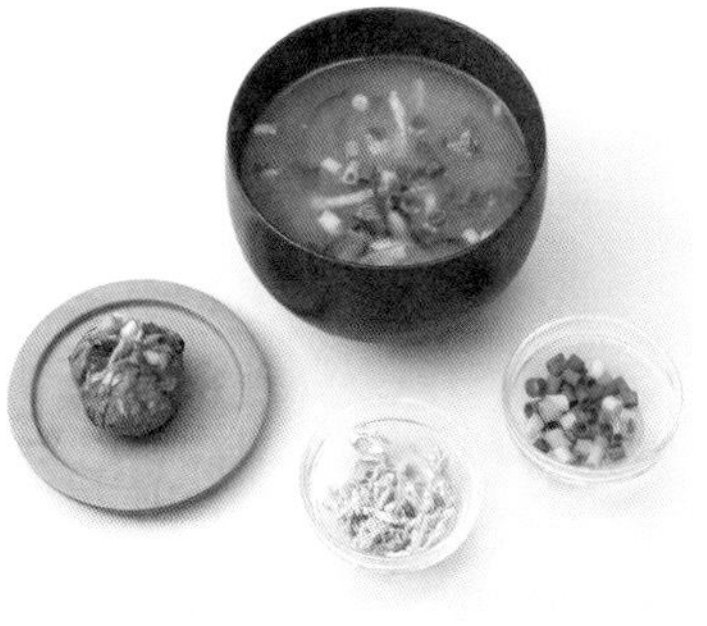

✦ variation 1

切干大根×ねぎ味噌玉

材料（**4個**／**4杯分**）：基本の味噌玉の材料……全量、切干大根（食べやすい大きさに切る）……10g、青ねぎ（小口切り）……大さじ1

作り方：基本の味噌玉と同様

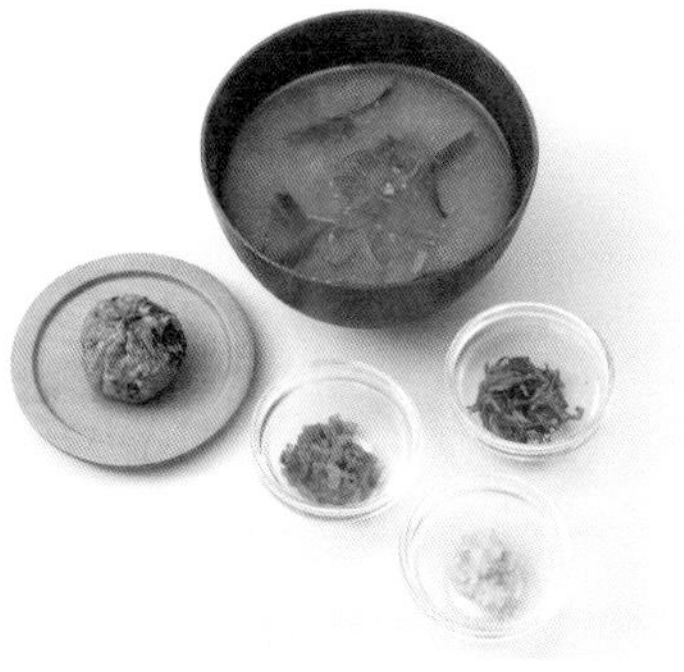

✦ variation 2

梅×香味野菜味噌玉

材料（**4個**／**4杯分**）：基本の味噌玉の材料……全量、梅干し（たたいたもの）……小さじ2、大葉……4枚、しょうがのすりおろし（みじん切りや千切りでも）……適量

作り方：基本の味噌玉と同様

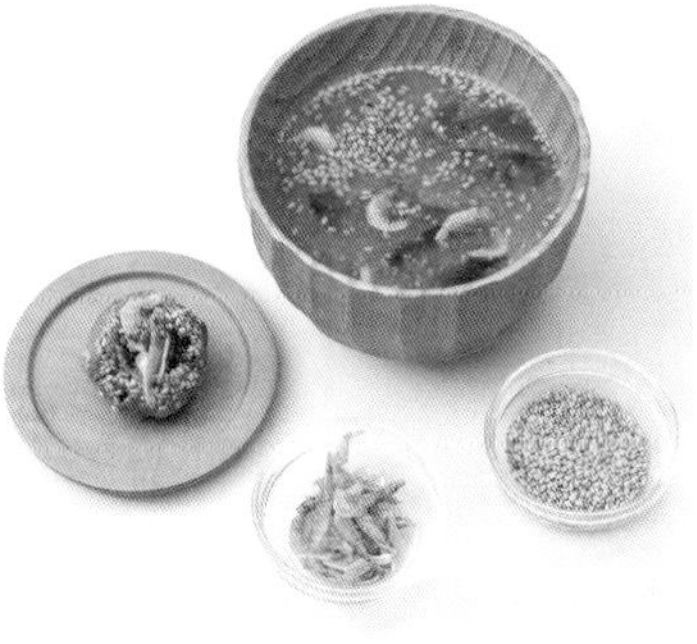

✦ variation 3

干しえび×ごま味噌玉

材料（**4個**／**4杯分**）：基本の味噌玉の材料……全量、干しえび（または桜えび）……大さじ1～2、いりごま……大さじ1

作り方：基本の味噌玉と同様

昼食

外食、コンビニごはん……
基本的に何を食べてもOK!

お菓子ぬきチャレンジでは食事中の砂糖は制限していないので、基本的に何を食べても大丈夫。ただし、ランチ代わりにお菓子や菓子パンを食べるのはNGです。

ベストチョイスにこだわるなら

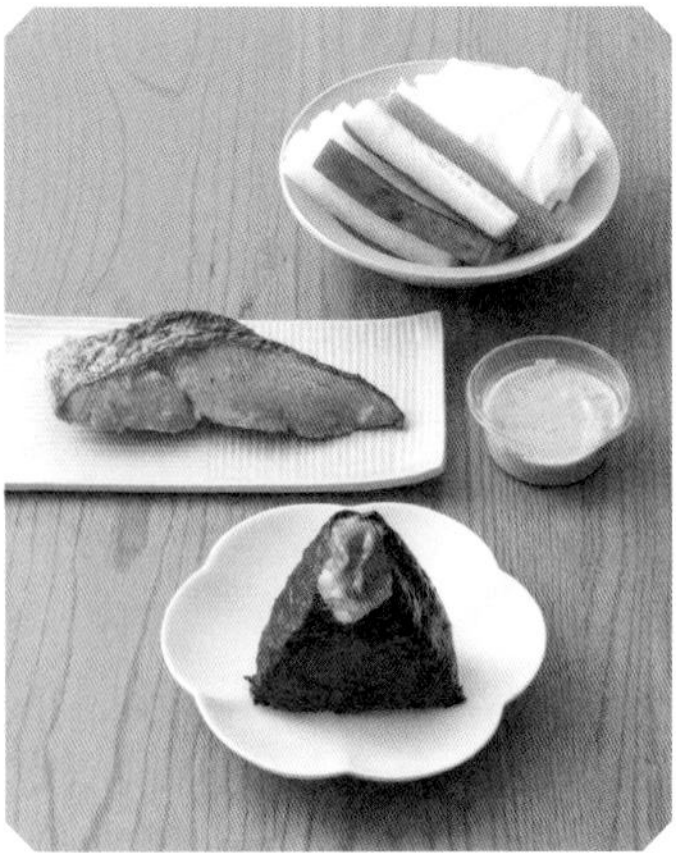

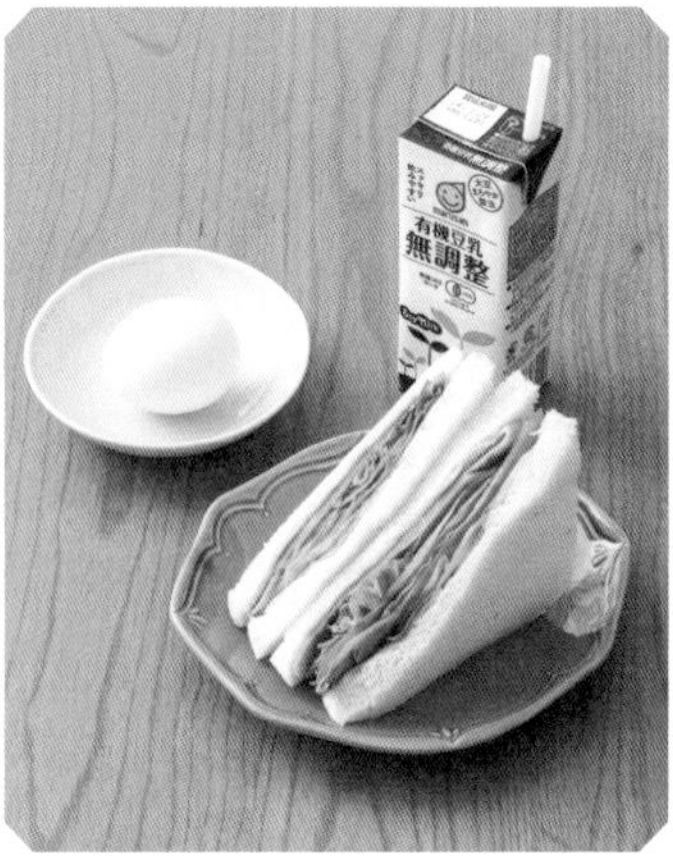

おにぎりメニュー

- 梅おにぎり
- 焼き鮭
- 野菜スティック

サンドイッチメニュー

- ハム野菜サンド
- ゆで卵
- 豆乳

コンビニや外食でも迷わない!

昼食の選び方

主食のおすすめは?

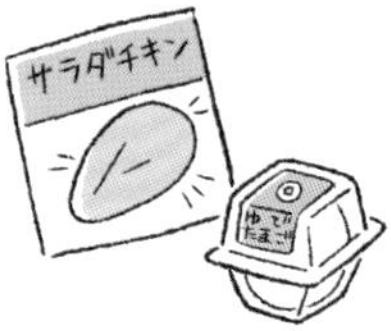

何を食べてもOKが前提ですが、よりよいものをと考えるならごはんを主食にしましょう。外食なら定食系、コンビニならおにぎりを。ただし丼ものはバランスが悪くなってしまいます。

たんぱく質はこうとる

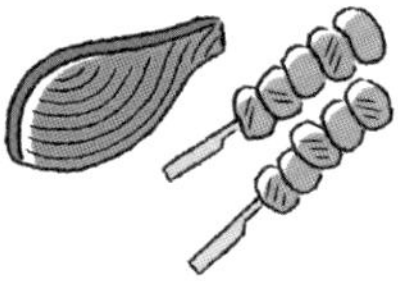

揚げ物は避けて焼き魚や焼き鳥などたんぱく質がとれるシンプルなものを選ぶとベター。サンドイッチやおにぎりで済ませるなら、ゆで卵やサラダチキン、無調整豆乳などをプラスして。

野菜とフルーツもプラス

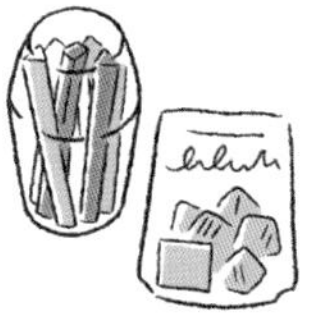

甘いものが食べたいなと思ったら、コンビニの野菜スティックやフルーツも追加してみては? お菓子をストップしている分、自然の甘みがおいしく感じられるはず。

NG

✕ **フルーツサンドは砂糖+小麦粉が組み合わさった菓子パンなので期間中は避けます。**

✕ **おにぎりや野菜のサンドイッチだけではたんぱく質不足。たんぱく質をプラスして!**

✕ **外食ランチの定番、うどんやそばを選ぶ場合、単品はNG。肉や卵などをトッピング!**

夕食

チャレンジ成功のカギは夕食。
最小限の手間で最大限の栄養を!

忙しくて余裕がない朝食や昼食は糖質とたんぱく質をとることが最優先なので、不足しがちな栄養は夕食でとりたいところ。栄養バランスのいい時短レシピもご紹介。

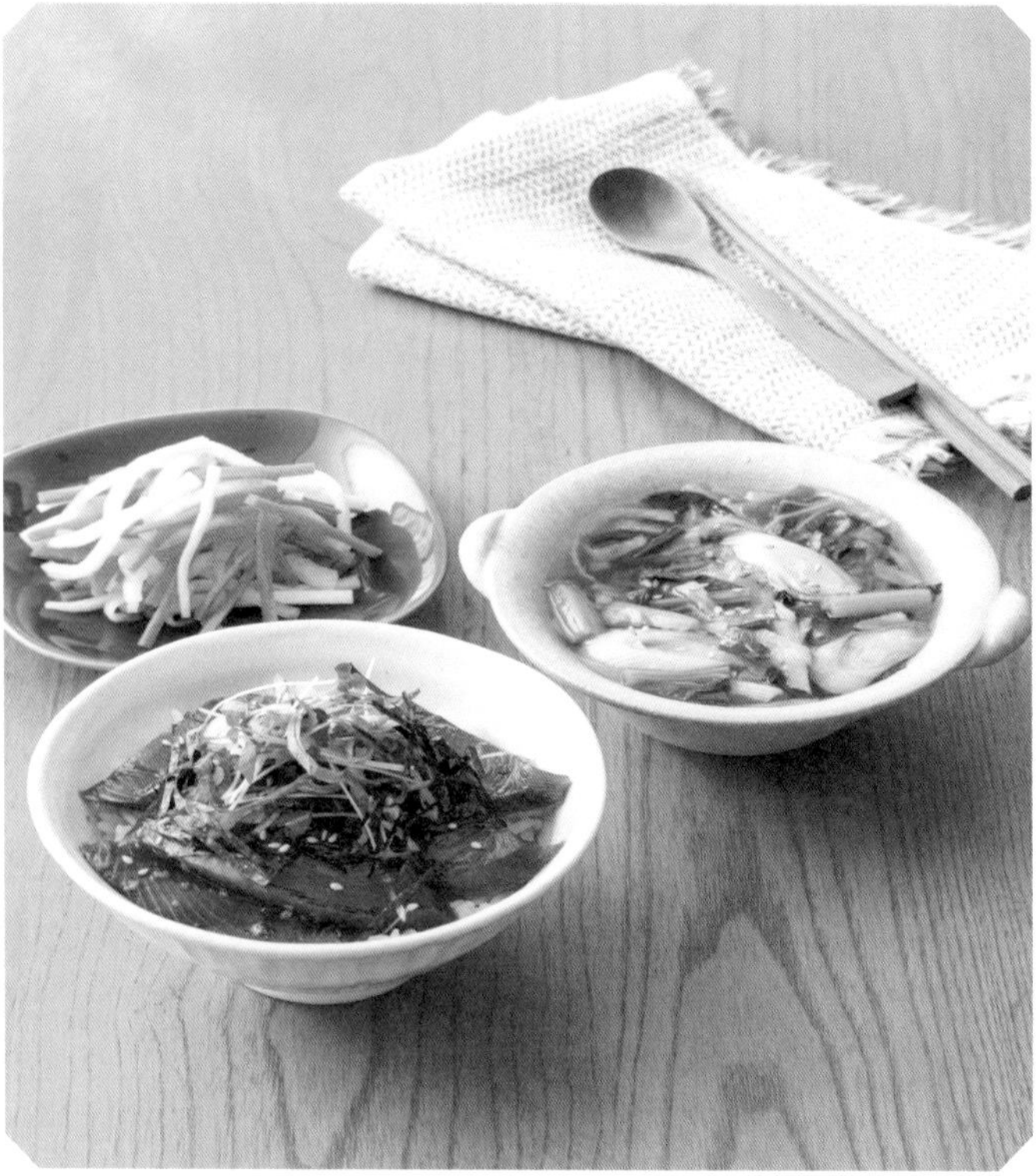

時短レシピで自炊ハードルを下げる!

夕食の選び方

昼に不足しがちな野菜を汁物でドカンととる

夕食には味噌汁やスープなどで野菜不足をしっかり解消。冷蔵庫に中途半端に残っている野菜類を入れた味噌汁や、手羽元からだしをとったポトフを作ればたっぷり野菜が食べられます。ごはん、メインディッシュ、汁物を含めた野菜のおかずの3つをそろえて。

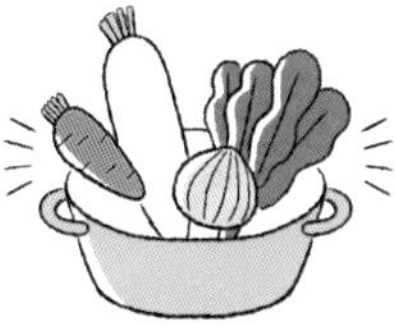

缶詰、刺身、冷凍食材活用で満足度高い主菜を

メインディッシュは肉や魚、卵などたんぱく質食材が基本。ですが、料理をしたくない日のために、そのまま食べられるさば缶、お皿に盛るだけで完成する刺身、チンするだけのシューマイといった冷凍食品などのたんぱく質補給アイテムを見つけておきましょう!

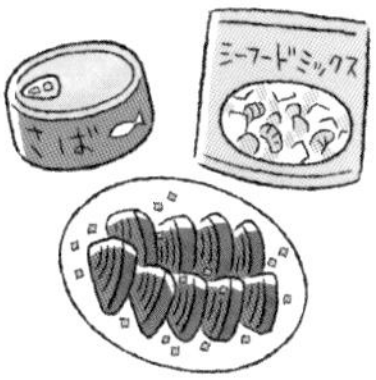

副菜は「和えるだけ」「漬けるだけ」

(詳しくは126ページ)

加熱いらずの野菜類は、ビタミン補給の意味でも積極的に献立に。でも、その一品が面倒臭いもの。切るだけのトマトやきゅうり、大根おろしなどを活用したり、好きな野菜と和えるだけでぬか漬け風の漬け物ができる商品もあるので、持続可能な方法で副菜を添えて。

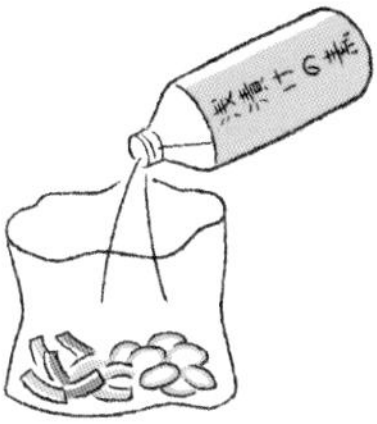

7日間の献立モデルプラン

水 3日目	火 2日目	月 1日目	
✦味噌玉**味噌汁** or 前日の**シチュー** ✦**いわし**(水煮)の**梅和え**(いわし水煮缶1缶+海苔+大葉+梅干し大1個) ✦**ごはん**150g	✦味噌玉**味噌汁+ゼラチン** or 前日の**スープ+ゼラチン** ✦**納豆+しらすごはん**(しらす10g)	✦味噌玉**味噌汁** or 海藻と野菜の**味噌汁** ✦**納豆ごはん**(ごはん150g+納豆50g) ✦**ゆで卵**(M)1個	**朝食** ※余裕がある人は朝に野菜料理をプラス ※ゼラチンについては73ページを参照
✦基本的に好きなものでOK! ✦お菓子や菓子パンなど甘いものをごはん代わりにするのはNG ✦外食の場合はデザート、砂糖入りの飲み物、果汁100%ジュースはオーダーしないようにしよう			**昼食**
✦**他人丼【レシピ/83ページ参照】** ✦**具だくさんの味噌汁** ✦**しらす大根おろし**	✦**シーフードのずぼらシチュー【レシピ/82ページ参照】** ✦**ごはん**150g+**しょうがの佃煮【レシピ/86ページ参照】** ✦**ぬか漬け【126ページ参照】**(大根、パプリカなど)	✦**かつおの漬け丼**(海苔、ごまをプラスすると◎) ✦**青菜と切干大根、わかめのスープ** ✦**大根とにんじんの酢漬け**	**夕食**
詳しくは68ページ参照。 ✦仕事中の間食にはドライフルーツ+ナッツを小分け袋に入れて持参するとよい(例:ドライいちじく2個+ナッツ類一握り) ✦生の果物の場合はバナナ、りんご、みかん、ベリーなどがおすすめ			**間食**

※ゼラチンは味噌汁1杯に小さじ1/2〜小さじ1をプラスするのがおすすめ

日	土	金	木
7日目	6日目	5日目	4日目
✦**トースト**＋はちみつ＋シナモン ✦**巣ごもり卵** ✦前日の**鶏手羽と野菜の鍋**（鶏手羽1本）or 味噌玉**味噌汁＋ゼラチン**	✦味噌玉**味噌汁＋ゼラチン** or 前日の**味噌汁＋ゼラチン** ✦**卵かけごはん** ✦**無調整豆乳**150㎖＋はちみつ小さじ2	✦味噌玉**味噌汁＋ゼラチン** or **前日のスープ＋ゼラチン** ✦**納豆アボカド丼**（納豆1パック＋アボカド1/4個＋かつお節3g）	✦味噌玉**味噌汁＋ゼラチン** or **前日の味噌汁＋ゼラチン** ✦**朝ミートボールあっさり塩味【73ページ参照】**1袋 ✦**おかかごはん**（かつお節3g入りミニパック1つ＋醤油）
✦**牛肉と野菜の温しゃぶ** ✦**ごはん**150g ✦**ぬか漬け【126ページ参照】**（大根、パプリカなど）	✦**鶏手羽と野菜の鍋** ✦**ごはん**150g＋**海苔の佃煮【レシピ／86ページ参照】**	✦**さば缶そぼろ丼【レシピ／85ページ参照】** ✦**海藻と切干大根の味噌汁** ✦**トマトときゅうりの酢の物**	✦**おろし玉ねぎのしょうが焼【レシピ／84ページ参照】** ✦**にんじんサラダ**（ナッツをプラスしよう） ✦**ほうれん草ときのこのスープ**

手羽中入りがポイント!
ホワイトソースいらずで◎

シーフードのずぼらシチュー

材料 作りやすい分量(約5食分)

- 玉ねぎ…1/2 個
- じゃがいも…2 個
- にんじん…1/2 本
- ブロッコリー…お好み量
- 手羽中…6〜8 本
- シーフードミックス(冷凍)…200g
- 水…100mℓ

A

- 無調整豆乳…350mℓ
- 小麦粉…大さじ1
- 味噌…大さじ1(白味噌、麦味噌、米味噌、合わせ味噌など。赤味噌は不向き)
- 塩…小さじ 1/2

下準備

水200mℓに塩小さじ1(ともに分量外)を溶かし、凍ったシーフードミックスを入れて解凍する。

作り方

① 玉ねぎは皮をむいて薄切り、じゃがいもは皮をむいて一口大の乱切りにする。にんじんは皮付きのまま(皮が嫌な人はとりましょう)じゃがいもより小さな乱切りに。ブロッコリーは小房に分け、塩ゆでする(塩は分量外)。

② 鍋に玉ねぎ→じゃがいも→にんじん→手羽中の順に重ねて水を100mℓ入れ、蓋をして中火にかける。沸騰したら強めの弱火にして 7 分ほど煮る。

③ ②に水気を切ったシーフードミックスを加え、さらに 3 〜 4 分煮る。

④ Aをボウルに合わせて泡立て器でしっかりと混ぜ、③に加える。鍋の周りがふつふつしてきたら弱火にし、とろみが出るまで木べらで混ぜながら煮込む。

⑤ ①のブロッコリーを加えて味見し、お好みで塩や味噌、水を加えて味を調える。

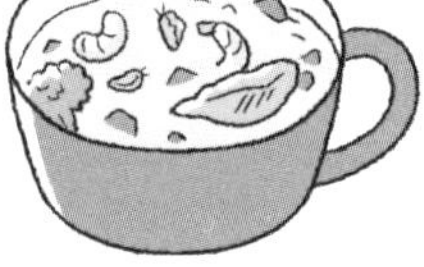

POINT

手羽中とシーフードミックスからだしが出るのでコンソメを使わずおいしいシチューに。豆乳に加えた味噌もコク出しのポイント。

丼ものでもごはんの
量は増やしません

他人丼

材料 2〜3人分

- 豚肉（肩ロース薄切りや切り落とし）…250g
- 玉ねぎ…1個
- にんじん…1/3本
- しめじ…50g程度
- 水…80mℓ
- 醤油…大さじ2
- みりん…大さじ2
- 卵…2個（割りほぐす）
- ごはん…150g×人数分

※お好みで、すりおろししょうがや海苔、かつお節や三つ葉、大葉など適量

作り方

① 玉ねぎは皮をむいてスライス、にんじんはやや太めの千切り、しめじは石づきを取ってほぐす。

② 鍋にしめじ→玉ねぎ→にんじんの順に重ね、水を入れて蓋をする。中火にかけて沸騰後3分程度煮る。

③ ②の蓋を開けて豚肉を入れ、醤油とみりんを加える。再度、蓋をして2分程度煮る。このとき、水が少ないと感じたら少々追加してもOK。

④ ③の蓋を開けて混ぜ、溶き卵を回し入れて軽く混ぜる。

⑤ 丼にごはんを盛り、④をのせる。お好みですりおろししょうがや海苔、かつお節や三つ葉、大葉などを適量添える。

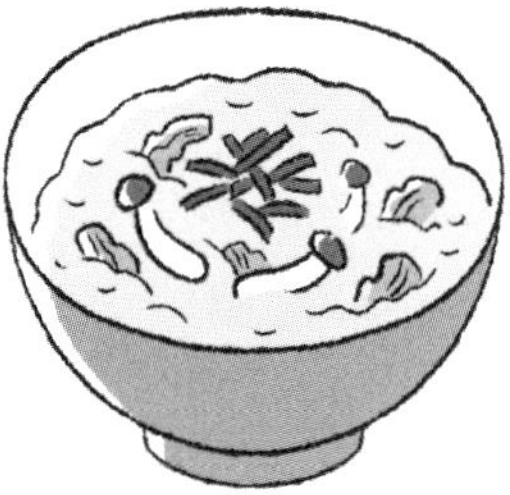

POINT

ビタミンB群がとれる豚肉は薄切りを使うので、火の通りが早く10分で完成します。ごはんの量が多くなりすぎないよう注意。

玉ねぎに漬け込むことで
お肉がおいしく柔らかに

おろし玉ねぎのしょうが焼

材料 3〜4人分

- 豚肩ロース薄切り(切り落とし)…300g
- 玉ねぎ(薄切り)…1/4 個分
- 玉ねぎ(すりおろし)…1/4 個分
- しょうが(すりおろし)…1 片分
- 米油…大さじ 1/2
- キャベツ…適量
- ミニトマト…適量

A

- みりん、醤油…各大さじ 1.5
- 塩…少々

作り方

① フライパンに油をひき、薄切りした玉ねぎと豚肉を入れる。

② すりおろした玉ねぎとしょうがを①に回しかける。菜箸でかるく混ぜ合わせ、10 〜 15 分置く。

③ ②を漬けている間に、キャベツを千切りにし、皿に盛り付ける。

④ ②のフライパンを中火にかけ、豚肉の色が変わるまで炒める(玉ねぎの水分が出るため、炒め煮の状態になる)。

⑤ 玉ねぎがしんなりとしたらAを加えて強火で煮絡める。味を見て塩で味を調える(玉ねぎのサイズが大きめの場合は、塩をしっかり入れるとよい)。

⑥ ③の皿に⑤を盛り付ける。ミニトマトを添える。

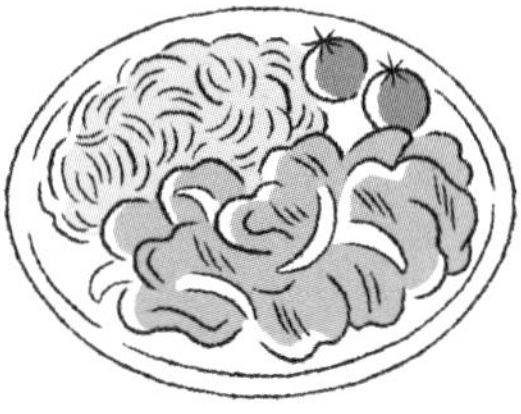

POINT

すりおろした玉ねぎに漬けて置くことで、酵素の働きによってお肉が柔らかくなります。消化吸収力アップのためにも効果的。

臭みが苦手な人でも
おいしく食べられる

さば缶そぼろ丼

材料 2〜3人分

- さば水煮缶…1缶
- えのき…50g
- 玉ねぎ…1/2個
- にんじん…1/3本
- しょうが(すりおろし)…少々
- 米油…大さじ1/2程度
- 醤油…大さじ1
- みりん…大さじ2
- ごはん…150g×人数分

※お好みで、もみ海苔や紅しょうが、ねぎの小口切りを適量

作り方

① えのき、玉ねぎ、にんじんは粗みじん切りにする(えのきは、石づきを残したまま先端から切るとやりやすい)。

② フライパンに油をひき、①の玉ねぎ、えのきを入れる。玉ねぎが透き通るまで、中火で約2分炒める。

③ ②ににんじんとさばを缶の汁ごと入れ、木べらでさばをほぐしながら炒める。

④ 汁気が減ってきたら、醤油とみりん、しょうがのすりおろしを加える。しっかりと混ぜ合わせ、そのまま30秒ほど煮て汁気を飛ばす。汁気がほぼなくなったら、そぼろの完成。

⑤ 丼にごはんを盛り、さばそぼろをのせる。お好みで、もみ海苔や紅しょうが、小口切りにしたねぎをのせる。

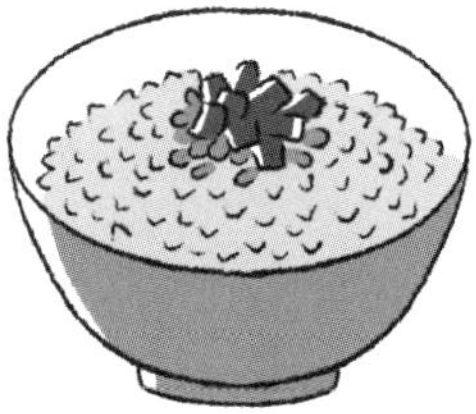

POINT

冷蔵庫で4日ほど保存できるので、多めの材料で作り置きするのもおすすめ。しょうがが魚の臭みを消して食べやすくなります。

※冷蔵庫で約1週間保存可能

毎日とりたい
しょうがの
常備菜に最適

しょうがの佃煮

材料 作りやすい分量

- しょうが…100〜150g
- いりごま…大さじ1
- かつお節…1パック(小パック)
- 醤油…大さじ2
- みりん…大さじ3
- 酒…大さじ1

作り方

① しょうがは汚れをそぎ落としてから千切りにし、さっと水に通して水気を切る。

② 鍋に醤油、みりん、酒を入れて火にかけ、ふつふつとしてきたら①を加える。

③ ②を中弱火にして、蓋をせず5分ほど煮る(水がなくなった場合は、水を大さじ1〜2程度加え、再度煮る)。

④ ③にかつお節といりごまを加え、弱火で水分がなくなるまで炒り煮にする。

POINT

かつお節やみりんの旨みで、しょうがの辛さが抑えられ、子どもでも食べやすい味つけに。辛みが気になる人は一度、ゆでこぼしてから調理して。

※冷蔵庫で約1週間保存可能

湿気てしまった
海苔でも
おいしく復活

海苔の佃煮

材料 作りやすい分量

- 板海苔…3枚
- 水…50mℓ
- みりん…大さじ4
- 醤油…大さじ1.5
- 梅干し(種を取ってたたいたもの)
  …小さじ1/2

作り方

① 梅干しは種を取り除き、包丁でたたいてペースト状にする。小さじ1/2分を取っておく。

② 板海苔をもみほぐして鍋に入れる。水、みりん、醤油、①を加え、火にかける。

③ ②を混ぜながら煮詰める。鍋底に十文字(または「の」の字)を描ける程度まで煮詰めたら完成。煮沸消毒した保存瓶に入れて保存する。

POINT

梅干し入りで酸味が加わり、飽きのこない味わいに。おにぎりの具やお弁当にもよく合います。

7日間チャレンジ Q&A

Q1 何日目くらいから、よい効果を感じられる？

A 3、4日くらいすると体の変化を感じる方が多いようです。

7日間「お菓子ぬき」チャレンジで、いちばん甘いもの欲が高まるのが1～3日目くらい。この期間を「甘いもの欲がピタッと止まるおやつ」（68ページ参照）などを活用してお菓子ぬきを続けていると、その後は禁断症状が自然と落ち着いて、何かしらの体の変化を感じる人が多くいらっしゃいます。どんな効果があったか、個人的な感想として耳にするのは、「肌の調子がいい」「疲労感やだるさを覚えにくくなった」「味覚が変わって甘いものがいらなくなった」「イライラが落ち着いた」といった声です。

7日間「お菓子ぬき」チャレンジで自信をつけて、「ゆる砂糖断ち」に挑戦する方もいます。成功のカギは自分の体に足りない栄養が何かを見極めながら、食事でしっかり栄養を補っていくことです。

Q2　お菓子を食べたら、ふり出しに戻る？

A　気にせず、継続してください。

「チャレンジ3日目に、仕事の会食でデザートを食べてしまいました。その場合、さらに7日間続けなくちゃですよね？」といった質問をいただきますが、仕事や人間関係の付き合いでこういったことはよくあります。「ゆる砂糖断ち」でも触れましたが、その場合でも罪悪感を覚える必要はないし、もともと設定していた残りの期間を達成できればチャレンジは成功です。そもそも7日間続けるのがハードルが高いという方は、週に1日お菓子をぬくチャレンジを数か月やってみるのもいいですよ。週1に慣れて週2、週3と増やせたら、それも大成功です。

Q3　お菓子ぬきを始めたら頭がぼーっとする……

A　空腹前におかかおにぎりを。

お菓子ぬきを始めると、1〜3日くらいで甘いもの欲がピークに達する人が多いとお伝えしましたが、「頭がぼーっとしてきた」という方もいます。こちらのケースは、低血糖傾向があってエネルギー切れになっている可能性があります。3食のごはんや炭水化物をしっかりとることに加えて、ピンポン玉サイズのおかかおにぎり（69ページ参照）を間食に食べるとエネルギー切れを防いでくれます。こちらも空腹になりすぎる前に補給するのがポイントになります。反対に、一度の食事でたくさんの炭水化物をとるのは避けましょう。

Q4 仕事で昼食が食べられなかったら?

A 普段通りの夕食を。

仕事や家事、育児をしている方なら朝食が食べられない、仕事が忙しくて昼食が食べられないなんてことはよくありますよね。「お菓子ぬき」チャレンジを無理なく進めるには、食事やおやつでの栄養補給が必須ですが、だからといって夕食のごはんやたんぱく質の量を2倍にする必要はありません。体内で一定時間に消化吸収できる栄養の量は決まっているため、一度に大量に食べても吸収ができません。夕食には1食分の量を食べればOKです。ただ、お腹がすきすぎるのはよくないので、欠食したときはできるだけ早くおやつなどで栄養補給を!

Q5 お菓子ぬきチャレンジ後に気をつけることは?

A 「ゆる砂糖断ち」と同様です。

ごはん、たんぱく質、脂質、ビタミン・ミネラルをとる、できるだけカフェインを控えるなどのポイントは「ゆる砂糖断ち」と同じです。「ゆる砂糖断ち」と「お菓子ぬき」チャレンジの違いは、食事中の砂糖を控えるか、控えないかです。もしチャレンジ中に頭痛や手の震え、集中力の低下を感じたときは、はちみつティースプーン1杯、ドライフルーツ、干し芋などでしっかり糖分をとって。お菓子ぬきを終えたら、1日の砂糖の量を25g程度にしていきましょう(90ページ参照)。無理がなければ、追加で数週間「ゆる砂糖断ち」に挑戦するのも効果的。

「ゆる砂糖断ち」は期間限定。その後は1日25gを目安に

ここまで「ゆる砂糖断ち」成功のためのポイントを紹介してきましたが、「ゆる砂糖断ち」は期間限定で、一生続けていくものではありません。

お菓子はコミュニケーションツールの1つでもあるので、「一生砂糖をとらない」と決めてしまうと、生きづらくなってしまい、ストレスがかかります。

一定期間砂糖を控えた後は、1週間のうち1、2日だけ砂糖をぬくなどして、いつしか「あ、私お菓子を食べなくても平気になったな」という日を迎えられたら最高です。

もし「ゆる砂糖断ち」ができなかったとしても罪悪感を覚える必要はありません。もともと女性には糖質をとって栄養を子どもに与えようという体の機能が備わっています。甘いものを欲するのは正常な反応でもあるのです。

ですから甘いものの摂取量が多くなっている原因を探って、調子を整えていきま

しょう。

「ゆる砂糖断ち」後の砂糖の量は1日およそ25gが目安です（WHO〔世界保健機関〕の基準から算出）[*9]。スティックシュガーにするとだいたい8本分です。果物などに含まれるショ糖の量は含みませんが、意外とケチャップやソース、焼肉のたれ、ドレッシングなどの調味料から1日10g程度摂取しているケースもあります。それを差し引くとお菓子からとれる健康的な砂糖の量は15g程度と考えましょう。

これをふまえて92ページの表を見ると、飲料やショートケーキに砂糖が多いのがわかります。でもそれ以外なら、食べる量を調整すれば1日1回は食べても大丈夫。

ただ、例えばメロンパンと惣菜パン、カフェラテがランチという人（大学時代の私です……）は1食で約40gの砂糖を摂取しているという計算に。こうした内容にならないよう注意しましょう。

ストレスなく砂糖と付き合うコツは、**1日の量を必ず25g以内にしようとするより、数日間で帳尻を合わせようと考えること**。食べるときは楽しくおいしく味わい、控えるときは控える。メリハリをつけて安定したキレイや健康を手に入れましょう。

お菓子に含まれる砂糖の量の目安

・ショートケーキ 1個(100g)	30g
・大福 1個(60g)	15g
・板チョコミルク 1枚	21g
・72%チョコレート 1かけ	4g
・アイスクリーム 1個(120g)	19〜22g
・あんぱん 1個(100g)	28g
・ゼリー 1個(160g)	21g
・プリン 1個(110g)	16g
・飲むヨーグルト 1杯 200ml	18〜22g
・コーラ 500ml	58g
・果汁ジュース 500ml	56g
・カフェラテ パック 240ml	19g
・エナジードリンク 185ml	20g

※このデータは、糖尿病リソースガイドのデータや一般的なレシピをもとに出しています。菓子パンや一部の飲み物については実際の個人店にリサーチした数字であり、大手メーカーの商品の場合、この数字より砂糖の量が多く入っている可能性も、少なく入っている可能性もあります

ハイカカオチョコレートのうれしい効果

食べると止まらないものでよく耳にするのがチョコレート。チョコレートはポリフェノールが含まれているから健康にいいとか、食べていい、食べちゃいけないといったさまざまな説があります。

個人的には、あるジャンルのチョコレートなら、日常的に食べていいというふうに考えています。それがハイカカオのチョコレート。

ハイカカオというのは基本的にカカオの分量が70％以上のチョコレートです。厳密に70％以上と決まりがあるわけではないのですが、ハイカカオチョコの原材料名を見ると、砂糖よりカカオマス（カカオニブをすりつぶしたもの）が多いのがわかります。そうなると**砂糖の摂取量も少なくなるし、カカオはポリフェノールやマグネシウムなどの含有量も多いので、基本的には栄養補給に使えます。**

最近は、カカオマスの含有量を商品名に入れたハイカカオチョコが多く販売されています。70％台、80％台、中には90％台のものも。70％のものでも、甘みが感じられおいしく食べられますが、通常のチョコに比べて砂糖の量はだいぶ少ないので、ほっと一息つきたいときのアイテムとして重宝します。

カカオ豆にこだわるお店が増えてきているので、個性豊かなハイカカオチョコを楽しめるのも、五感を刺激されて楽しいものです。

ただ注意したいのはカフェインの量。ハイカカオチョコは一般的なチョコに比べて2〜4倍と高く、同量のコーヒーと同じくらいか、それ以上あるものも。やはり食べすぎには気をつけたいので、1日15g程度を目安にしましょう。

カカオの割合が高いほどカフェインが多い傾向にあり、90％台のものは胃の弱い方は胸焼けすることも。自分がおいしいと思う商品をみつけて取り入れられるといいですね。

おやつは栄養補給の意味合いもありますが、心の栄養のために食べるものでもあります。**「食べちゃダメ」なものよりも「食べていい」ものを増やして、おやつの時間を楽しみたいですね。**

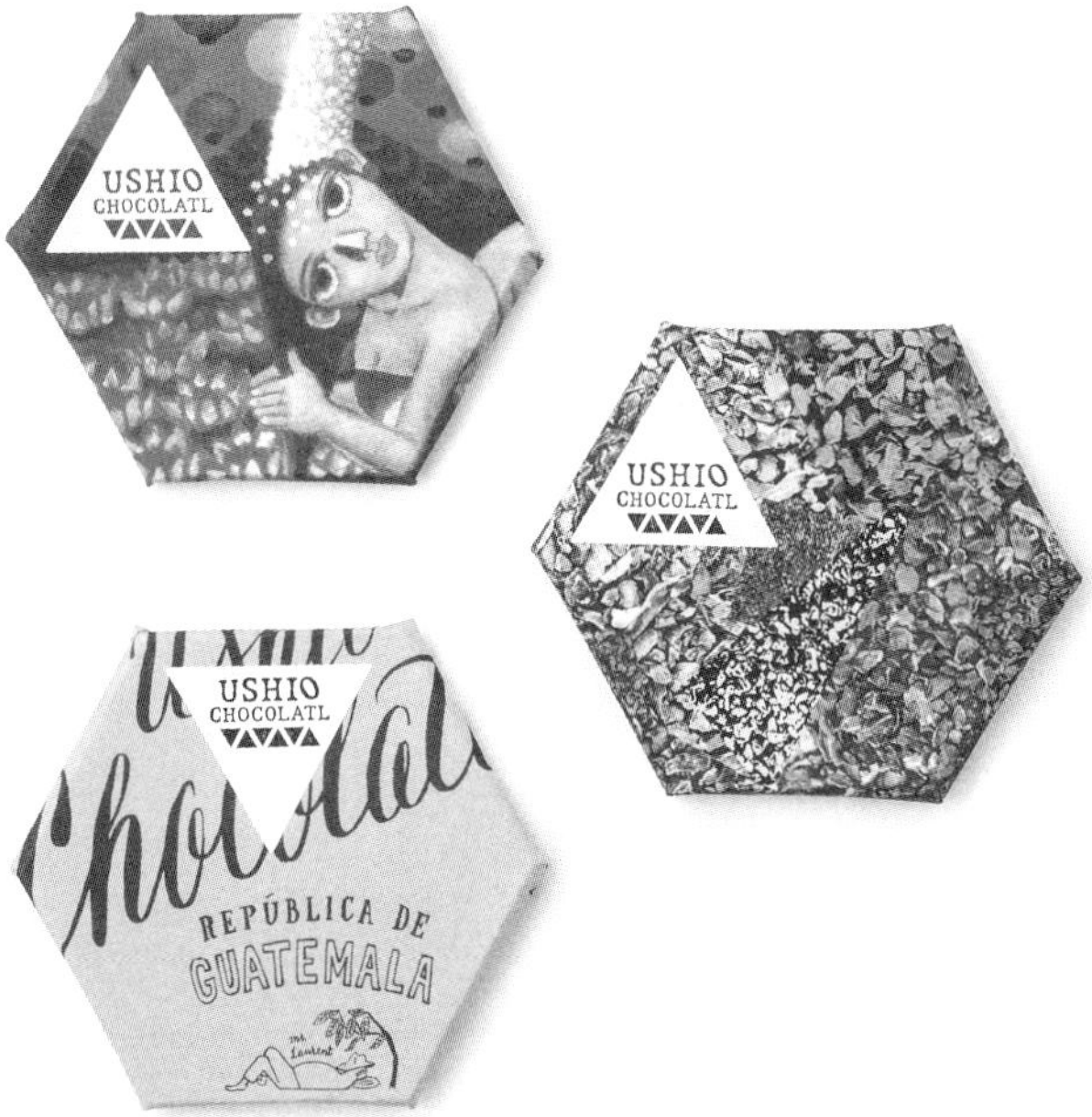

タンザニア・グアテマラ・ベトナム

基本商品の原材料はシンプルにカカオ豆と砂糖のみで、カカオの産地の違いによる味の違いが楽しめる(各33g/ウシオチョコラトル)

ここをチェック 初めて食べたときに衝撃を受けた! ハイカカオをうたっていないが原材料表示はカカオ豆が上で砂糖よりも多く含有される。

お悩み 1

肌荒れ、むくみ、イライラ……
食事にこだわってるのになぜ!?

肌やダイエットのために、脂質が多い食品は避け、主食はオートミール。食べすぎたときには夕食を抜いてコントロールしているのにチョコとアイスはやめられない……。子どもにもイライラしてしまって何もかもうまくいかない!

advice

肌を再生するエネルギーと栄養素をチャージ!

✦ ごはんへの恐怖をなくす

健康意識が高い方ほど陥るワナが「抜く」に意識が向きすぎてしまうこと。この方も同様でした。その結果、エネルギー不足になって甘いものを欲するようになっているようです。また、糖質不足からくる鉄不足も考えられたため、まずは、3食雑穀米（アマランサスともち麦）を食べることを提案。ただ、ごはんを食べる恐怖心があったため、量を満たすことよりも、3回食べて体調の変化を実感することが最優先。「ごはんは味方だ」という意識が芽生えてから、量を増やしていき、最終的には1回にお茶碗1杯の量を摂取できるようになりました。

✦ たんぱく質不足を解消

野菜はたっぷりとれていたのですが、肌に必要なたんぱく質、亜鉛、鉄、ビタミンB群などが不足している可能性がありました。むくみについても、たんぱく質不足が原因である可能性があったため、たんぱく質食材を毎食片手分、摂取していただくようアドバイス。脂身に抵抗があったため、魚介類を中心にして、これらの栄養素をコツコツ積み重ねていただきました。その結果、チョコ・アイス欲が自然となくなり、ツルツルな肌と安定した心を手に入れ、むくみも解消！

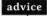

第2章

その知識、
本当ですか？
「正しい腸活」

腸活＝「ヨーグルトを食べること」と思っていませんか？

腸活のための食品というと、真っ先に候補に挙がるのがヨーグルトですよね。ヨーグルトで便通改善を実感した方もいますが、ヨーグルトや発酵食品をたくさんとって腸活を意識しているのに、なかなか体調に反映されないという方もいらっしゃるのではないでしょうか。

それはもしかしたらやり方が間違っているのかもしれません。

というのも、**腸活で大切なのは、「壁」と「菌」です**。腸内環境を整えるためにいい菌を入れるのも重要ですが、腸の「壁」を傷つけないことや「壁」を修復させることもかなり大切です。

なぜならば、腸の壁が荒れていると消化吸収がうまくできず、どんなにいい菌を入れても、いい菌が活躍できなくなってしまううえに、腸を修復する栄養も不足してしまうから。

では、どうやって「壁」を守るのか。キーワードは「消化力」です。

消化力が弱く食べ物が未消化物になってしまった場合、それはただの「腸のゴミ」になり、腸の壁を荒らす一因になります。

例えばたんぱく質や鉄。これらは、胃酸や胃液をあびて小腸で吸収されるものなので、しっかり消化されないと大腸内で悪玉菌が増殖する原因になったり、カビのえさになったり、腸壁を荒らす原因にもなったりするといわれています。

なので、**腸活で大切なのは、まずは菌より壁。消化力をアップして腸の壁を荒らさないことが先です。**

そのことを意識してヨーグルトを見てみましょう。

ヨーグルトをはじめ乳製品にはカゼインというたんぱく質が含まれています。まだ研究段階ではありますが、このカゼインは、人によっては腸の壁を荒らす原因になるのではないかといわれています。[*1]
ヨーグルトをたくさん食べていてもお腹の調子がイマイチという方は、思い切ってヨーグルトや乳製品をいったんお休みしてみるのもいいと思います。
逆に、ヨーグルトでお腹の調子がよくなったと感じている方は、無理にやめる必要はありません。何ごとも個人差がありますので、自分が何を食べたらどうなるのかを把握することはとても大切です。

また、第1章でお伝えした通り、砂糖も腸を荒らす食べ物です。ゆる砂糖断ちは重要な腸活の1つ。腸内環境を整えたい方も定期的に取り入れたいですね。
私が思う腸活のポイントは、菌を入れる前に消化力をアップさせて腸の壁をいたわること。この章ではそのポイントを重視して、正しい腸活について説明していきます。

まず消化力を上げないと、腸活は始まらない

腸内環境の整え方は、「抜いて」→「入れて」→「手放す」。これが基本です。

まず「抜く」。腸を荒らす原因となる食品をいったんストップします。具体的には砂糖や乳製品、小麦製品、高たんぱく食、お酒など。この中で「結構、とってるな」と思い当たるものがあれば、2週間（できれば1か月）、抜いてみましょう。

そのうえで次に重要なのが、消化力を上げるために「入れる」ことです。

そもそも腸活にとって消化力が大事だと初めて聞いた方もいるかもしれませんね。その理由は、腸が荒れる原因の1つに、胃でうまく消化できなかった「未消化物」があるから。胃でうまく消化できなかったたんぱく質が腸を荒らす原因になることが多々あるようです。なのでこの「未消化物」をできるだけ出さないようにすることが、

ものすごく大事だと私は考えています。

ここで簡単な消化力チェック法をお伝えしましょう。

それは、ビーツを食べること。手に入らないならトマトでもOKです。翌日の便に赤い色素が残っていたら胃酸があまり出ていないサイン。消化力が弱っていそうです。そもそもよく噛まなければ未消化になりやすいので、よく噛んだうえでチェックしてください。

消化能力が低下していそうだとわかったら「入れる」のステップに移りましょう。入れるのは「たんぱく質」です。**たんぱく質は消化酵素の原料になるため、消化力アップには必要不可欠。**

ここでのポイントは「量」にあります。前述の通り、高たんぱく質な食事をとりすぎると未消化物になりやすく逆に腸を荒らしてしまうので、1日3食に分けて食べることが大切です。

1食の量の目安は、片手サイズ。卵なら1、2個、魚なら1切れ、唐揚げなら3、

4個。この量を食べて「ガスが臭い」「胃もたれする」という方は、次のページで紹介する方法で「食べる練習」をしてみてください。これを続ければ消化力も徐々に上向き、腸内環境も整ってくるでしょう。**そこで初めて、腸の善玉菌のえさとなる食物繊維、菌を育てる発酵食品を「入れる」**のです。

そして最後に「手放す」。ストレスMAXでは腸活はうまくいきません。

私も長らくストレスのかかる仕事をしていましたが、それを思い切って手放したとき、一気に腸内環境が整ったことを覚えています。今すぐには手放せなくても、「ストレスが軽くなる方法」を模索したり、「来年までに手放そう」などと決めたりして、肩の荷を少しおろしてみませんか。

また、寝不足も体にとっては高ストレスですので、睡眠をしっかりとることも忘れずに。

たんぱく質は、とり方次第で腸の毒にも薬にもなる

腸内環境を整えるにはたんぱく質を少量ずつコツコツ食べて、消化力をアップさせることが重要とお伝えしました。そう聞くと、「よーし！　今日からお肉を食べるぞ！」とがんばる方も出てきますが、ちょっと待ってください。消化力のない状態でたんぱく質をたくさんとると、未消化物が腸を荒らす可能性があります。

では具体的に、どんな「食べる練習」がいいのでしょうか？　私がおすすめする方法は、たんぱく質を**5gずつアップさせる方法です**。

まず、**5日間、普段の食事に卵を1個（たんぱく質5〜6g）プラスしてみてください**。もともと卵を1個食べているなら2個にします。調理法はなんでも大丈夫。朝昼晩どこに足してもOKです。5日間クリアできたら、さらにもう1個、卵をプラスして5日間継続する。これで計10gのたんぱく質を追加したことになります。

お腹が張る、ガスが臭くなる、胃がもたれるなどの不調が出てきた場合は消化がで

きていないサインなので、1個減らします。それでもまだ症状が出る場合は、卵をやめて納豆1パックや木綿豆腐100gにしてみる。そうやって、不調が出ないたんぱく質の量や種類を見つけていきます。

「不調が出るから食べない」ではなく、自分の消化できる量や種類を見極めて、適正量を食べ続ける。

それを継続することで、消化酵素がだんだんと作られるようになり、それに従い、食べられるたんぱく質の量が増えていく。気がついたときには、卵を3個食べても不調が出ない＝消化力がついて腸も荒れにくくなっているという未来に行き着きます。

ちなみに近年では、卵はヒトのコレステロール値に悪影響を与えないとわかってきました。体型にもよりますが、卵を1日2、3個食べても大丈夫と考えられています。

話を戻して、1つ気をつけていただきたいのが、ピロリ菌。ピロリ菌が住み着いていると、消化力が著しく低下することがわかっています。なので、たんぱく質をコツコツ食べても何も変わらないという方は、一度専門医にご相談いただき、ピロリ菌の有無を調べましょう。もしピロリ菌がいた場合は、医師の指示に従ってくださいね。

むやみな「ファスティング（断食）」が腸を荒らす⁉

一定期間、固形物の摂取を避け、胃腸の消化に負担がかからないジュースなどを摂取してデトックス効果を期待する「ファスティング（断食）」。朝食を抜くプチ断食や16時間断食というのもあります。現代人は食べすぎだから、胃腸を休めたほうがいいと言われると、そんな気もしてきますよね。

「ファスティングは、疲れて弱った消化機能を取り戻し、胃腸の働きを改善させてくれる」。そう思っている方がいるかもしれませんが、実は腸の働きを悪くすることがあります。

断食を繰り返していると消化能力が低下する懸念が出てくるうえ、むやみやたらな絶食を重ねることは、小腸にある絨毛《じゅうもう》の萎縮《いしゅく》を招く可能性もあります。

「断食中は体が楽だけど、食べ始めたら調子が悪くなるから、やっぱり食べないほうがいいな」と考えて断食を繰り返す方もいますが、それこそ消化能力が低下しているサインなのかもしれません。

「いや、断食の目的はオートファジーでしょ」と思っている方、その通りです。オートファジーとは、簡単に言えば古いたんぱく質を分解して、新しいたんぱく質の形成を促す仕組み。細胞のターンオーバーが正常に、スムーズに行えるようになるので健康増進が期待できるとされていますね。私もすばらしい健康法だと考えています。

でも、断食をしても健康増進の効果が得られない方もいるのです。具体的には、菜食主義の方や肉魚を食べる量が少ない方、少食の方、筋肉量が少ない方、炭水化物（お菓子）好きの方など。一方で、接待や会食が多い方、暴飲暴食している方、筋肉がしっかりとついていて体力がある方は効果が得られやすいそうです。

この差はどこにあるのでしょうか。その1つが、たんぱく質摂取量です。

細胞はアミノ酸、つまりたんぱく質からできているので、**普段の食事からアミノ酸がとれていなければ、オートファジーを十分に起こせない可能性が出てきます。**

例えば、家を建てようとして人員を導入しても材料となる木材や鉄筋がなければ、永遠に家は建ちませんよね。それと一緒で、アミノ酸がなければ新しい細胞が生まれないので、普段の食生活が大きく影響するわけです。

そういう理由もあり、私は女性にファスティングを推奨していません。

現代人は食べすぎだとよくいわれますが、実際には「国民健康・栄養調査（厚生労働省）」の結果を見ても、食べすぎである傾向は見られません。どちらかというと、「食べなさすぎ」の問題のほうが大きいのではないかと思います。

なので、胃腸を休めるよりも、しっかり食べて消化能力をつけ、腸の負担を軽くすること。そして、さまざまな栄養素をしっかりと体に取り込めるようになることのほうが大切だと考えています。

おいしく食べるための心強い「梅パワー」

たんぱく質をコツコツ摂取することが、キレイな腸を作るうえでも重要だというお話をここまでにさせていただきました。

が、そもそもあまり量を食べられないという方もいるのではないでしょうか。過去の私も実はそうでした。そんなときに活用していたのが、酢や梅干しです。

旅行に行った際の食事で「食前酢」が出てきたことはないでしょうか？　あれは、「最後まで食事をおいしく召し上がっていただきたい」という心遣いから出されているといわれます。食事量があまり多くなかった時代の私は、この食前酢を見習って、おまじないのように梅干しを食前にいただいていました。**梅に含まれるクエン酸や酢の酢酸《さくさん》は、鉄や亜鉛などの吸収も促進してくれるため、肉や魚などを食べる前にいただいておくと、鉄や亜鉛の補給効率もアップします。**

「でも、毎食梅干しを食べていて塩分は大丈夫？」と不安になる方がいるかもしれません。そう、梅干しのデメリットは、塩分が高いこと。そこで活躍するのが梅肉エキスです。塩分は一切加えられていないため、塩分制限がある方でも利用できます（その他の栄養成分の制限がある場合があるので、疾患がある方が利用する場合は主治医にご確認ください）。

ただ梅肉エキスは、ものすごく酸っぱいので、まずは爪楊枝の先にちょんとつけてなめることからスタートするのがいいかなと思います。それ以外に、白湯《さゆ》に溶かして飲んだり、「はちみつレモン」のレモン代わりに梅肉エキスを使うのも飲みやすく、子どもでも抵抗なくいただけます。ただ水に溶けづらいので〝はちみつ梅肉〟を作る場合は白湯がオススメです。

梅や酢が苦手という方は、レモンやかぼす、すだちを水や白湯で割ってみてはどうでしょうか。旅館の「食前酢」のおもてなしを、ぜひともご自身のために、ご家庭でも活用してください。

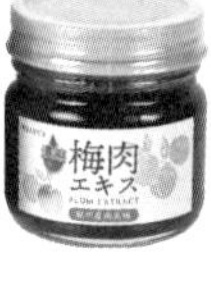

濃縮梅肉エキス

紀州産青梅100%の果汁を伝統製法でじっくり煮詰めたもの。添加物が一切入っていないので、安心して利用できる（70g／ウェルーチェ）。

ここをチェック 爪楊枝につけてなめると、ほのかに梅の甘みも感じるので私は大好きです。

焼肉を食べたら「カットパイン」を買って帰る

日々、腸にいい食事をしていても「今日は食べすぎた！」なんて日もありますよね。おいしい焼肉を食べに行った日とか、友人とバーベキューをした日とか。そんなときは、パイナップルを食べると胃がスーッとすっきりします。

とくに、お肉を食べたらむくみやすい、もたれやすい、便秘になりやすいという方は、パイナップルの効果を感じやすいはず。すでにもたれているときに食べてもすっきりしますよ。

パイナップルにはたんぱく質分解酵素が含まれていて、たんぱく質の消化を促してくれます。たんぱく質の未消化を防ぐということは、腸内環境も荒らさずに済むので、外食時や旅行時に便秘になりがち、肌荒れしがちという方の強い味方に。

私は、焼肉を食べた帰りには「カットパイン」を買って食べます。でも夜遅くにスーパーにわざわざ寄るなんてハードル高いよという場合もありますよね。そんなときのために、パイナップルを買って一口サイズにカットし、食べる量ごとに小分けにして冷凍しておくのもおすすめです。スーパーで買ったカットパインを冷凍しておくのもいいですね。凍ったままでもおいしく食べられますし、パイナップルに含まれるたんぱく質分解酵素は、冷凍してもこわれず一緒に眠っていてくれるので、いざというときのために常備しておくと安心です。そのほかに、キウイフルーツや大根などもたんぱく質分解酵素を持っていますので、同じように利用できます。

パイナップルのようなリセット食材をうまく活用すると、太りにくくなるのはもちろんのこと、胃や肝臓、腸への負担を軽減することができるので健康効果も得られます。さらには**肌や血管への負担も軽くすることができるので、美容効果もあるのです。**このことを知っておけば、食べすぎて胃もたれして「やっちゃったなー」と罪悪感を持ってしまいがちなときでも、「パイナップルを食べれば大丈夫」と心の負担を軽くすることができます。

もちろん、暴飲暴食が習慣になってしまっては腸にも悪影響がありますので、毎日はお控えくださいね。逆に、「外食の後が心配で友人や家族との会食が楽しめない」という方は、パイナップルが強い味方だと、ぜひ覚えておいてください。

苦手な人との食事は、消化力まで下げるという事実

ストレスは、腸を荒らします。いつも快便という方でも、何かのきっかけでストレスがかかるとあっという間に腸内環境は乱れてしまいます。

でもストレスって多かれ少なかれ誰でも抱えていますよね。アメリカの心理学者ケリー・マクゴニガルさんによるとストレスは人の捉え方によって善にも悪にもなるといいます。[*10] ストレスを抱える3万人を対象にした研究では、ストレスを悪だと思っている人と、悪だと思っていない人で死亡率が異なり、悪だと思っている人のほうが死亡率が43％高いというデータが出ています。この結果からはストレスの有無よりも「ストレスを悪だと思っているかどうか」が健康に影響すると言えるでしょう。

これ、食事に置き換えても同じだと思うんです。自分が食べたくないと思っているものを出されたとき、「これは私の健康を害する」と思って食べるのと、「どんな味がするんだろう？」と楽しみながら食べるのとでは、体への影響が変わってくるはず。

「これ食べると太っちゃう」「体調悪くなるな」と思って食べたら、きっとそうなります。**罪悪感やネガティブな感情を持つのではなく、ワクワクしながら食べられれば、体への負担だって減らせると思うんです。**

私自身、飲み会も行きますし、誕生日にはケーキを食べます。おいしく楽しくいただきます。後で食べすぎて胃がもたれたなーということだって、もちろんあります。そのときには、何を食べようか考えてリセットも楽しくする。それができればいいのだと思います。

たとえカロリー計算をした食事やオーガニックの食材でそろえた食事でも、私たちの心が喜んでいなければ体の栄養になりません。嫌いな人と一緒の食事は消化力だって下げてしまいます。もし今、苦手な同僚と一緒にランチをする習慣があるなら、なんとか回避していただきたいです。デスクで仕事をしながら食事をとるのもできれば避けてほしい。

私たち人間は心で動くもので、心と胃腸はセットです。**何を食べるかはもちろん重要ですが、それ以上にどういう心で食べるかが大切**。それによって体の反応は変わるということをぜひ覚えておいてください。そして、ご自身の心を大切にしてください。

ずぼら「だし生活」で、美腸も美肌も叶う

荒れてしまった腸の壁はどうやって修復すればよいのか。ポイントはアミノ酸の一種「グルタミン」の補給です[*11]（グルタミン酸とは別の成分です）。

グルタミンはさまざまな役割や効果を持ちますが、小腸の吸収細胞のエネルギー源であり、大腸の粘膜のエネルギー源でもあります。そのため、**腸の壁がターンオーバーしていくためには、グルタミンが必須**なのです。

では、グルタミンをとるのにおすすめの料理や食品はどんなものでしょうか。卵や鮭、あさり、豚肉、納豆など、グルタミンは身近な食品に含まれていますが、中でも「だし」でとると胃が弱い人でも吸収しやすいのでおすすめです。

とはいえ、毎日だしをとるって大変ですよね。だしパックを使うのもいいですが、塩分や添加物が入っていたりするので、私はお茶パックにかつお節と煮干しを詰めて自家製だしパックを作っています。

もっと簡単な方法がいい！　という方は、煮干しを砕いただけの「煮干し粉」やかつお節を砕いた「かつお節粉」を利用するのはどうでしょうか。**鍋に水を入れて、そこに煮干し粉やかつお節粉をティースプーン1、2杯入れるだけです。**ズボラなだしですが、煮干しやかつお節の栄養が満点。毎日でも続けられます。

鶏の骨や豚の骨からとっただし、いわゆるボーンブロスも腸壁を修復するコラーゲンが多くて最高です。今まで「どうせコラーゲンはアミノ酸に分解されるから無意味」と考えられていたのですが、一部のコラーゲンはコラーゲンペプチドの形で吸収されることがわかっています。

野菜と鶏の手羽を一緒に煮込んだスープなどにしてとればそれは立派な腸活。酢を小さじ1〜大さじ1程度一緒に煮込むと、骨から鉄や亜鉛が溶け出しやすくなり、効率よく栄養摂取ができます。また参鶏湯《サムゲタン》も、鶏のだしをあますことなく食べられる料理なので、うまく取り入れられるといいですね。

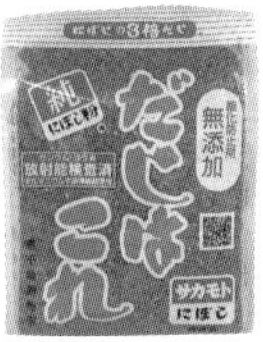

だしはこれ

国産のまいわしとかたくちいわしの煮干しを粉末にしたもの。だしだけでなく、料理にふりかけて旨みとコク出しに（300g／サカモト）

ここをチェック　我が家でも大活躍。これに、しらすやあおさや塩を合わせて、ごはんにかけるのも美味。

腸内細菌は4日間で変わり始める

腸の壁や消化力が整ったら、いよいよ「菌」の出番です。

食べ物は、私たちの胃や小腸などで消化吸収されます。でもそれだけではなく、大腸の中にいる腸内細菌が食べ物を分解してビタミンやミネラルを生み出し、それを吸収しているということがわかっています。そして、私たちが食べるものによって腸内細菌の種類が変わることもわかってきました。

ここで、わかりやすく面白い実験を紹介します。

アメリカで行われた研究データで、毎日、植物性食品を食べるグループと、毎日、動物性食品を食べるグループの2つに分けて追跡調査をしたところ、腸にいる細菌のバランスが大きく変化することがわかりました。[*12]

まず、植物性のものを食べ続けたグループは、野菜を分解する能力が長《た》けている腸内細菌が増えて、動物性たんぱく質を分解する細菌が減りました。

一方、動物性食品を多く食べたグループは、動物性のたんぱく質を分解してビタミンを合成する細菌が増え、発がん性物質を解毒分解してくれる腸内細菌の数が増えたそうです。

この結果から、**腸内細菌はＤＮＡではなく、何を食べるかで、つまりは毎日の食生活で大いに変化するということがわかります**。しかも、食べ物によって腸内細菌が変わり始めるのにどれだけの時間を要するかというと、たったの４日間です。

４日間で、ずっと植物性食品だけで生きてきた人の腸で動物性食品の生活に対応できる細菌が増え始め、ずっと動物性食品を食べ続けてきた人の腸で植物性食品を分解する菌が増えたのです。だから、家族が太っているからとか、家族が乾燥肌だからといった「体質」を理由にキレイになることを諦める必要はないと思います。

家族の体型や体質が似ているのは、ＤＮＡだけでなく、同じ食生活をしているからとも言えるということです。反対に、赤の他人でも、結婚した夫婦の顔つきがだんだん似てくるというのも、同じものを食べて腸内細菌叢が似てくるからなのかもしれません。

食生活次第で、もっとキレイにも、もっと健康にもなれます。

腸はそのベースとなるところ。自分の性格を変えたい、もっとメンタルを強くしたいということだって、食生活を変えて腸内環境が変わり、栄養が満たされれば、叶えることができる。私はそう信じています。

いい菌を育てて増やすには「ごはん」がマスト

納豆はいい菌の宝庫で万能選手に思われますが、納豆を食べることがマイナスに働く方もいます。それがSIBO《シーボ》の方などです。SIBOは、小腸内細菌異常増殖症という疾患で、本来大腸に比べて菌の数が少ない小腸に、菌が異常に増殖してしまう状態です。[*13] 小腸にはおもに栄養を吸収する役割がありますが、細菌が増えると食物を発酵させ、大量のガスを発生させます。そのため発酵食品や菌のえさとなるオリゴ糖などを食べるとお腹が張ったり、ガスが大量に発生したりしがち。**いい菌であろうと菌の異常繁殖の原因となるため、発酵食品はおすすめできないというわけです。**気になる場合は専門医へ相談するのがいいでしょう。

場合によっては、すでに腸内にいる善玉菌を育てるほうが、腸内環境が整いやすいケースもあります。そこで食べてほしいのは「ごはん」です。私たち日本人の腸には、炭水化物を代謝する菌が多いことがわかっています。[*14] なので、糖質制限などをしてしまうと菌が弱って死滅し、多様性が失われてしまう可能性があります。これは、欧米人には見られない日本人の腸の特徴です。

また、善玉菌のえさとなる水溶性食物繊維は、小松菜やほうれん草といった青菜類、大根やにんじんといった根菜類、わかめやもずくなどの海藻類、そして雑穀（全粒穀物）に多く含まれます。あらためて食物繊維の豊富な食品を見てみると、ごはんに合うものばかりですよね？　私は、ごはんを食べる機会が減ったことから、食物繊維をとる機会も減ってしまったと思っています。

たまに、ごはんと砂糖を同じように扱う方がいらっしゃいますが、**ごはんには、たんぱく質や亜鉛も含まれているので、砂糖とはまったく別もの**。冷やごはんにはレジスタントスターチ（食物繊維のような働きをする物質）も含まれますし、栄養補給ができるすばらしい食品です。なので、日本人の腸活には「ごはん」がマスト。ぜひ毎食のごはんを、あなたの腸活に加えていただきたいです。

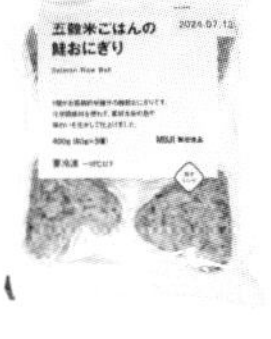

五穀米ごはんの鮭おにぎり

おにぎり1個分＝お茶碗約半膳分で量もちょうどいい
（400g［80g×5個］／良品計画）

ここをチェック　雑穀でミネラル、鮭でたんぱく質をとれるのがうれしい。大人も子どもも、おやつに最適。

忙しい日も食物繊維がすぐとれる！乾物を味方につけて

腸内の善玉菌を育てるには食物繊維が欠かせないとお伝えしました。食物繊維には、水溶性と不溶性があり、水溶性食物繊維は善玉菌のえさになってくれます。さらに腸の中の炎症を抑えて肝臓で脂肪を合成するのを防いでくれる、短鎖脂肪酸というものを生み出します。

では不溶性食物繊維はというと、水分を含んで膨れ、腸のぜん動運動を活発にして腸の中で死んだ菌を吸収して排出してくれる、いわゆるお掃除当番。なので、食物繊維はどちらも重要な食べ物です。

ただ、食物繊維が根菜や葉物野菜に多く含まれていることはわかっていても、忙しくてなかなか野菜が使えないというときもあると思います。そんなときに私が頼りにしている食材は「乾物」。切干大根や乾燥の海藻類をとくに活用しています。

乾物のメリットは、食物繊維以外に、カリウムやマグネシウムといった栄養素がとれるという点。

なんとなくこういった栄養素はフレッシュな野菜からしかとれないのではと思いがちですが、乾物からでもとることができます。

例えば、切干大根だと100gあたり食物繊維が21g、カリウムが3500mg含まれています。[*7] あおさについては100g中、食物繊維が29g、マグネシウムが3200mg含まれています。[*7]

あおさに限らず海藻類には食物繊維とマグネシウムがとっても豊富。積極的に食べることで腸内環境の悪化を防ぐだけでなく、甘いもの欲の増大を抑えてくれます。ですが、**乾物全般にビタミンCの含有量は少ないので、フレッシュな果物を朝食や間食で補っていただけるといいですね。**

そしてもう1つ、乾物のよさは、水で戻すだけで食べられる手軽さ。切干大根はさっと洗って味噌やみりん、酢と和えてサラダ感覚で食べたり、わかめは水で戻して塩とごま油だけで和えてナムルに。包丁いらずで一品ができあがりです。

味噌汁も、面倒臭いときは鍋に水と切干大根、海藻、味噌を入れ、火にかけて5分煮込むというやり方をしています。切干大根からいいだしが出るので、ほかのだしを使わなくてもおいしくいただけます。

一点、気をつけていただきたいのが、干し椎茸。干し椎茸は、戻しただけでは食べられないので、必ず火を通して使ってください。

保存もきく乾物を自宅に常備して、理想の腸内環境を手に入れていきましょう！

「壁」にも「菌」にも働く、最強発酵食品「ぬか漬け」

日本が誇る発酵食品「ぬか漬け」が、腸にいいことはよく知られています。ただどちらかというと菌活＝いい菌がとれることだけが注目されがち。ですが、壁＝消化力アップのためにもハイブリッドに働いてくれるのです。

ぬか漬けに含まれる酪酸《らくさん》菌や乳酸菌などの善玉菌は糖質やたんぱく質を分解してくれる一面も持ちます。なので、パイナップルが肉や魚を食べすぎたときの消化の助けになるのと同様に、ぬか漬けも食べすぎたときに万能に働いてくれます。

そのため**ぬか漬けは、消化力をアップさせる段階でも、菌を入れる段階でも、どのフェーズでも腸内環境を整えてくれる食品と言えます**。

ただ、ぬか漬けを食べたときに下痢をしたり、お腹が張ったり、ガスが異様に発生するなどの不調が出てくる方はSIBO（120ページ参照）の可能性が考えられるため控えたほうがいいと思います（SIBOかどうかの診断は専門医にご相談ください）。

最近はパックに入ってそのまま冷蔵庫で保存できるぬか床などもあり、ぬか漬け作りがだいぶ簡単になりました。このような種類のぬか床を利用する場合も、ぜひ手を使ってぬか床をかき混ぜてみてください。そうするといい菌が繁殖しやすくなり、おいしくなります。

「ぬか漬けは好きだけど、ぬか床の管理は難しい」という方にも便利な商品があります。それが、「麹屋甚平・浅漬の素」です。

浅漬けとありますが、米ぬか麹などが入っているので、塩に漬けた浅漬けではとれないぬか漬けならではの菌が摂取できます。

しかも、5〜15分ほど漬けるだけ。きゅうりやにんじん、大根のほか、春が旬のセロリを漬けてもおいしいですよ。私は、エリンギを軽くゆでて漬けておいたり、アボカドもよく漬けます。発酵しているので漬けた野菜は2、3日もつのもうれしいところです。

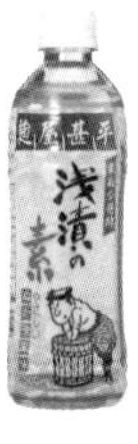

麹屋甚平・浅漬の素

原材料は、米ぬか麹と米麹、食塩、酵母菌、乳酸菌のみ。米ぬかの旨みが酵母菌、乳酸菌による発酵で生み出されている(500mℓ／マルアイ食品)

ここをチェック 私のようにズボラでも(笑)、ぬか漬けの恩恵を受けられる。添加物不使用で安心。

最高のティータイムがリラックス腸を作る

腸にとって、忘れてはいけない大切なことがあります。それが「リラックス」。腸は、リラックスして副交感神経が優位になると、ぜん動運動が活発になります。逆に、仕事や家事、育児に集中して交感神経が優位になると、ぜん動運動は鈍くなります。

いかにリラックスするか。それが腸を整えるうえでも重要になるわけです。

今の時代、男女問わず、家事も育児もしながら仕事をするのが当たり前。となると、交感神経が優位になって、腸の動きが悪くなりがちです。

交感神経はたった0.2秒でスイッチが入りますが、一方の副交感神経はスイッチが入るのに5分もかかります。**日々、分刻みで行動していると副交感神経にスイッチしている暇もなく、1日が終わってしまうのです。**現代人が便秘になりやすいのも当然ですね。

そこで私がおすすめしているのが、ティータイムをもうけること。ゆっくりとお茶の時間を楽しむことが、最高のリラックスタイムを作り出してくれます。

とくに、このとき飲むお茶を、レモングラスやミント、ベリーやカモミール、シナモンなどがブレンドされたハーブティーにするとさらにリラックスに効果的。個人的には、これらのハーブティーに加えて、杜仲《とちゅう》茶や緑茶もティータイムに活用しています。


とくに杜仲茶は、中国で三大漢方薬の1つになっている「杜仲」の葉っぱから作られているため、健康効果も期待できるといわれているお茶。杜仲の木には虫がつきにくいため、ほぼ無農薬で栽培されているものがほとんどですし、美腸を作るために手助けもしてくれる可能性があるので、私は頻繁にいただいています。

便通を改善するためにいろいろやっているけれどなかなかうまくいかない方の共通点は「がんばり屋さん」。相手のことを気遣えて、周りから「がんばってるね」と言われても自分ではがんばっているつもりのない、ちょっと自分には厳しめな方。どうでしょう。今、誰の顔が思い浮かびましたか？ もし「自分だ……」と思った方は、試しにティータイムの時間を作ってみてください。

1日10分だけでも大丈夫。たった10分でも、自分の頭と心を空っぽにして、ホッとする時間を作ること。それが、あなたにとって最高の「胃腸薬」になるかもしれません。

あなたは十分にがんばっているから大丈夫。堂々とティータイムを楽しみましょう。

お悩み 2

マクロビ実践中。でも毎日ぐったりで家事は夫任せ

体調のいい日がなく常に疲労困憊《こんぱい》。子どもの体が弱いことも気になり、マクロビを実践するも効果を感じられず。夜中は謎の吐き気と戦う毎日。

advice

脱たんぱく質不足が不調改善の大きなカギ!

✦ たんぱく質の量を少しずつアップ

幼少期から糖質に偏った食事を続けてきたことも影響し、たんぱく質が不足している可能性が大。それに加えて、鉄、亜鉛、ビタミンA、マグネシウムなども不足していることが考えられました。なので、マクロビ理論はいったん横に置いていただき、まずはたんぱく質補給にフォーカス。最初は動物性たんぱく質で胃もたれをしがちだったため、大根おろしやぬか漬けなど消化を促す食品と合わせて徐々にたんぱく質量をアップ。2か月ほどで疲労感に変化を感じたそうです。

✦ 仕事の合間におにぎり補給

たんぱく質不足の影響か筋肉量も少なかったため、エネルギー切れしやすい傾向が。1食に食べられる量も少なかったため、食事を1日4回に分けて食べることを提案。その他、仕事の合間にピンポン玉サイズのおにぎりを食べていただき、エネルギー切れを防止する作戦を実行。その結果、3か月後には夜中の吐き気がなくなり、6か月後には家事も仕事も楽しみつつ子どもと外で遊べる元気なお母さんに進化。1年たった今ではスポーツジムに通うまでに。疲れ知らずで元気な体を手に入れています。

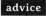

第3章

「ととのう習慣」が、キレイを作る

これだけは絶対にやったほうがいい！
〝神習慣〟

これまでおすすめの食品や栄養について紹介してきましたが、キレイでい続けるためには「とにかく、これだけは絶対にやったほうがいい！」と断言できる習慣があります。

それは「噛む」ということ。「よく噛む」に勝るものはありません。

噛むことのメリットは、大きく分けて3つあります。

1つ目は、太りにくいこと。

そうお伝えすると「噛むことで満腹中枢が刺激されて食べる量が減るから」と思われがちですが、もっと別の理由もあるのです。

多くの方は、食べ物は口に入れたら「自動的に」胃に入って消化され、腸で吸収、大腸を経由していらないものが排出されると考えていると思います。でも、これは「自動的に」起こることではありません。しっかり噛まないと十分に消化吸収されず、食べ物が未消化な状態で大腸に送り込まれやすくなります。

未消化物は、いわゆる「デブ菌」ともいわれる悪玉菌増殖の原因になり得るので、太りやすくなると考えられるのです。逆に、よく噛んでいれば消化物が善玉菌や日和《ひより》見《み》菌のえさにもなるので、腸内細菌の多様性が期待できます。なので、腸内環境を整える意味でも噛むことはものすごく大切です。

2つ目は、抗菌作用。

唾液には抗菌作用があります。よく噛んで唾液が分泌されると、雑菌が侵入しにくくなると考えられているため、個人的には、手洗いやうがいと同じくらい、噛むことを大切にしてほしいと思っています。

そして最後の3つ目は、若返り効果です。

というのも、**唾液には肌や骨、筋肉のハリを保つ成長ホルモンの一種が含まれています。**よく噛んで成長ホルモンが分泌されると、肌のターンオーバーが促進されるため、若返り効果が期待できると考えられるのです。これはもう、噛むしかないですよね。

よく噛むことを習慣化するには、**今の咀嚼《そしゃく》回数（飲み込もうと思ったところ）から「プラス5回」を目標にすること**。いきなり30回、50回噛もうと思っても3日坊主になりやすいので、まずは、プラス5回から。

ちなみに、自分が「食べちゃいけない」と思っているものや、後ろめたいものを口にしたときほど急いで食べてしまいがちですが、そういうものほどよく噛んでしっかり消化させましょうね。

野菜とごはんさえ食べていれば健康になれる？

とくに平成の時代は「とにかく野菜をモリッと食べていれば健康になれる」といったイメージがなんとなく浸透していませんでしたか？　お肉は控えたほうがいいとか、卵は1日1個までとか。

私も以前、玄米菜食のたんぱく質をあまりとらない食事をしていました。一時期は体調がよくなりましたが、長年続けた結果、貧血や食欲不振、肉を食べるとお腹がくだるという症状に悩まされ、産後にはなんとも言えない不調を抱えました。

もちろん玄米菜食を否定したいわけではありません。それで体調が整う方もいる。マグネシウム不足からくる不調の改善には大変有効な食事方法だからです。

でも私の場合は、玄米菜食を長期間続けることで栄養不足を招いてしまいました。

私たちの体はたんぱく質からできていると言っても過言ではありません。肌も髪も消化酵素もたんぱく質が原料。なので、たんぱく質が不足すると肌のターンオーバーも進みにくくなり、シミ・シワ・くすみが出やすく、肌荒れの原因にもなります。簡単に言えば、**たんぱく質不足になると「老けやすい」ということです。**

「野菜をたっぷりとることが健康にいい」というのはまぎれもない事実ですが、あくまで三大栄養素と一緒になって効果を発揮します。

野菜だけを食べていても肌はキレイにならないし、しなやかな筋肉もつかないし、自律神経も整いません。そのため疲労が取れない、睡眠が浅くなる、プレッシャーに弱くなる、人混みが妙に苦手になるなど、気持ち的にも不安定になってしまうことが起こります。

とくに女性は、男性よりも筋肉量が少ないため、エネルギーを貯蔵する力が低いです。そのうえ月経で、たんぱく質や脂質、糖質、ビタミン、ミネラルといった栄養素が大量に使われるので、五大栄養素が不足すると月経自体がなくなってしまうリスクがあります。そして閉経後もそれらの栄養素が不足したままになる可能性もあります。

と、こういった話をすると「今までの私は間違っていたんだ……」と落ち込んでしまう方もいらっしゃいます。が、その必要はありません。すべての経験には無駄はないと言い切れます。だから大丈夫。ここから、今の自分に足りないものを取り入れていきましょう。

野菜の量はメインディッシュの2倍が正解

第2章でもお伝えしましたが、たんぱく質は野菜と一緒にコツコツとることが大切です。野菜だけでも、たんぱく質だけでも、それは偏った食事。栄養不足や体の不調を招いてしまいます。「バランスのよい食事がベスト」というのは誰もが知っている当たり前のこと。ですが、実際は難しいこと。でもやはり、それが理想的なキレイにたどり着く方法だと思います。

では、野菜とたんぱく質のバランスはどれくらいがいいのでしょうか。答えは「野菜はたんぱく質の1・5倍から2倍ほど」が理想です。

1食あたり、肉を片手くらいの量食べるなら、生野菜は両手にいっぱいくらい。温野菜なら肉と同じ片手分くらいを食べるのがいいと思います。

たまにご質問をいただくのが「生野菜がいいのか、加熱野菜（温野菜）のほうがいいのか」という点。私は、生野菜も温野菜もどちらも必要だと感じています。サラダなどで食べる生野菜は、加熱でこわれやすいビタミンやミネラルが摂取できますし、夏には重要な水分補給源にもなります。ただ、**生野菜だけだと食物繊維があまり摂取できないのと、ドレッシングのかけすぎによる塩分や糖分、油分のとりすぎも気になる**ので、生野菜と温野菜をバランスよくとることを意識しています。

野菜とセットで食べるたんぱく質は、卵や鶏肉、豚肉、魚などの動物性たんぱく質が多いです。鶏むね肉やささみ、鮭には自律神経を整えてくれるイミダゾールジペプチド（イミダペプチド）という成分が多く含まれているので積極的に選ぶようにしています。もちろん大豆製品などの植物性たんぱく質も意識してとっています。

反対に、牛の赤身肉はとりすぎないよう注意しています。その理由は、炎症性があり、とりすぎによる大腸がんのリスク上昇の可能性が示唆されているため。[*15] ですから1、2週間に一度、楽しむ程度に抑えています。

ザ・ケール　冷凍タイプ

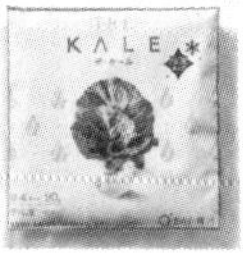

農薬は不使用。国産ケールをしぼり瞬間冷凍した青汁。ビタミンC、ビタミンK、カルシウム、葉酸が摂取できる（630g［90g×7袋］×5セット／キューサイ）

ここをチェック 野菜不足を感じたときにレスキュー的に取り入れています。自然の味が最高の恵み！

毎週ルーティンで買い置きしたい「10種の野菜」

私が常に切らさず買い置きしている野菜が10種類あります。それぞれすごいパワーを持っている野菜たちです。

大根……たんぱく質を分解してくれるプロテアーゼ、でんぷんを分解するアミラーゼ、脂質を分解するリパーゼといった消化酵素を持っています。**まさに食べる消化酵素**。肉と一緒に大根おろしを添えるだけで胃もたれやむくみが起きづらくなるでしょう。消化酵素は加熱すると失われるので、ぜひ生で。食物繊維も豊富です。

ブロッコリー……スルフォラファングルコシノレートという成分が含まれ、これは肝機能をアップし、解毒力を上げてくれる効果が期待できます。加熱しすぎると効果が弱まるので、硬めにゆでたり蒸したりして、余熱で火を通しましょう。**ブロッコリー**

スプラウトの解毒効果はさらにハイレベルです。

玉ねぎ……たんぱく質分解酵素が豊富なため、**肉を食べるときに15分から一晩、すりおろした玉ねぎにつけておくと柔らかくなり、消化がしやすくなります。**たんぱく質分解酵素は加熱すると失われますが、抗酸化作用、抗炎症作用などが期待できるケルセチンは、水に溶け出してしまってもスープにすれば摂取できます。

キャベツ……ビタミンUが豊富な天然の胃薬。**胃の粘膜の修復を促してくれます。**とんかつにキャベツの千切りを合わせるのは、理にかなっていますね。加熱しすぎるとビタミンUが減少するので、火を通すなら2、3分でさっと加熱しましょう。

にんじん……にんじんに多く含まれるカロテンは、体内でビタミンAになる栄養素。抗酸化作用が強く、肌の老化や動脈硬化の予防が期待されます。**ビタミンAは亜鉛との組み合わせがいいので、ごま和えやピーナッツ和えなどがおすすめ。**油と一緒に調理すると吸収力がアップしますが、たんぱく質にのって全身に運ばれるので、やはりここでもたんぱく質を組み合わせることを忘れずに。

小松菜（**青菜**）……食物繊維が豊富な青菜類。とくに小松菜はビタミンやミネラルの宝庫。デトックス効果も期待できます。**小松菜の鉄分は非ヘム鉄なので、ビタミンCを含む生の果物や生野菜、または酢と合わせて料理すると吸収率がアップします**（私はゆでた小松菜とわかめをオレンジで作ったドレッシングで和えるのが好きです）。

山芋……山芋も、たんぱく質分解酵素やでんぷん分解酵素を持つ野菜です。**すりおろしてごはんにかけて食べると消化の助けになってくれます**。水溶性食物繊維もたっぷり。味噌汁に入れたり、じゃがいもの代わりにポテトサラダにするとおいしいですよ。

オクラ……胃の粘膜を保護したり、糖の吸収をゆるやかにする効果が期待できます。また、オクラに含まれるペクチンは大腸がんのリスクを減らす作用も示唆されています。β-カロテンも含むのでアンチエイジングにも。

パプリカ……野菜の中でもビタミンC含有量がダントツ。ビタミンEやカロテン、食物繊維も。どの**ビタミンも抗酸化作用がありアンチエイジングにぴったりです**。我が家ではピクルスにして常備しています。色の違いはそれほど気にしなくて大丈夫。

きのこ類……きのこは食物繊維、とくに不溶性食物繊維が豊富で、お腹の掃除をしてくれます。また、**きのこに含まれる食物繊維の一種、β-グルカンは腸の免疫細胞に作用して、免疫力を上げる効果があるといわれています**。料理に使うと旨みもボリュームも増すので我が家では毎日何かしら登場します。私はえのきとまいたけが好きですが、好きなきのこを選んで毎日の食卓に登場させてあげてくださいね。

よく「同じ野菜ばかり食べてもいいの？」と聞かれることがありますが、1週間程度ならまったく問題ありません。ただ、もう一歩ステップアップするなら可能な限りで、この10種類の野菜に旬の野菜をプラスしてみてください。そのほうが、腸内細菌の多様性を保ちやすく、お腹から美しくなる可能性がグンとアップするはずです。

老けるおやつ「ポテトチップス」をやめるには？

「老けたくない」とは、年齢を重ねるごとに思うこと。実年齢は巻き戻せませんが、体内年齢なら若返らせることができます。そのためには「老化させる食べ物をなるべく食べないようにする」習慣を持つことが大切です。

女性はとくにおやつから老化促進物質をとりがちです。代表格は、ポテトチップス。**揚げたじゃがいもはAGEs《エイジズ》という老化促進物質をかなり多く含むため、老けやすいお菓子といわれています。**また、ポテトチップスは揚げる段階で脂質が酸化しているため、これらの油をとりすぎることは、健康美にプラスとは言えません。

でも、ポテチが大好きだった方がいきなりゼロにするのはハードルが高いですよね。なので、まずは今の回数の半分にすることを目指しましょう。週4で食べている方は週2にすれば、それだけでも体に入るAGEsの量は半減します。

でも、半分にするのが難しいのよ、という方もいますよね。私の動画へのコメントで「ポテチが食べたくてしょうがなくて、コンビニまでわざわざ毎日買いに行ってしまう」という方もいました。そういう方は「**良質な塩分をとる」ことがポテチを卒業するための手立てになるかもしれません**。

異様にしょっぱいものを欲する方は、体内のミネラルバランスが乱れている傾向があります。ポテトチップス以外にも、醤油せんべいやおかきが止まらない、目玉焼きにたっぷり塩をふる、刺身にたくさん醤油をつける、という方も同様です。

思い当たる方は、**とくに朝、スープなどで良質な塩をとってみましょう。マグネシウムも補える海塩がベストです**。海水には、ナトリウム以外にもマグネシウムやカリウム、カルシウムなどが含まれています。精製度合が低い塩なら、ナトリウム以外のミネラルが残っているため、とてもよいミネラル補給源になります。精製度合が低い塩からミネラルを補給する習慣をつければ、異常なポテチ欲は自然と治まるかもしれません。

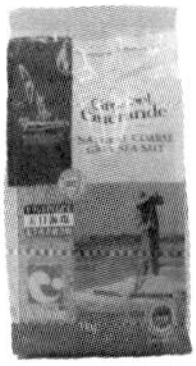

ゲランドの塩　グロ セル

精製せずとれたままの塩。マグネシウムをはじめミネラルがしっかり残っているため褐色に近い（1kg／ナック）

ここをチェック 大粒なのでスープなど溶かして使える料理に向いています。ソフトな塩味が特徴。

管理栄養士が選ばないのは、この「2つ」

食の発信をしていると「実際、どんなものを選んで食べているのか、食べていないのかを教えて」という質問をいただきます。

「やっぱり健康に気を使ってストイックな食事をしなくちゃいけないのでは？」という声も聞くので、ここではその点をきちんと整理していきますね。

私が自分では選ばないものは2つ。

それは**異性化糖**（**果糖ぶどう糖液糖**）**と人工甘味料です**。

この2つは、とりすぎると胃や肝臓、膵臓、小腸、大腸など内臓に負担を与えやすい糖質。食品を買うときはこの2つが入っていないかを必ずチェックします。

でも、お土産でいただいたゼリーに入っていたり、外で食べるものに使われている可能性はありますよね。そういったシーンでは、この2つが入っていてもその場でおいしくいただきます。

そこで「こんなものを持ってこないでよ」など嫌悪感や罪悪感を抱きながら食べることこそ、いちばん体によくないと考えているからです。これらを1回食べたからといって、週に4、5回と継続的に食べたりしなければ、私の体が蝕《むしば》まれるわけではありません。

ただ、個人的にはこの2つがなくても生活していけるので、自分で選べるときには選ばないようにしています。

逆に言えば「食べない」と考えているものはこの2つだけなんですよね。

私は、**健康や美容のうえでは「こうじゃなきゃダメ」を作らないことが大切だと思っています**。

昔は、添加物を一切とらないストイックな食生活をしていた時期もありましたが、周りに対しても自分に対しても嫌悪感を抱いてストレスになっていたし、マイナスなことしか起こりませんでした。

思い切って「食べちゃいけない」を手放してみたら、心も体も健康になって食生活もすごく楽しくなりました。なので皆さんも、私が選ばないからといってこの2つを「絶対に食べちゃダメ」と思う必要はありません。

これはあくまで私が選ばないものであって、私の食の軸。あれはダメ、これはダメと考えるのではなく、自分にとってのメリット・デメリットを考えたうえで「自分の食の軸」を作ると考えたほうが、食の選び方がうまくいくようになると思います。

ぜひ、自分のライフスタイル、家族との兼ね合いも考慮したうえで、あなたが幸せになる食の軸を作っていってほしいなと思います。

外食の揚げ物は「特別な日」にしか選ばない

自分では選ばないものは、異性化糖（果糖ぶどう糖液糖）と人工甘味料だとお伝えしました。それ以外に、できるだけ控えている食べ物があります。それは、**外食チェーン店の揚げ物と市販のひき肉（牛と豚）です**。どれくらいのペースにしているかというと、月に1、2回程度。もしくは、誰かからいただいたときに食べる程度にしておこうと考えています。

なぜこれらを控えているかというと、まず外食チェーンの油は、酸化していることが多々あるからです。大きなフライヤーで大量に揚げているお店では、どうしても油が酸化しているので、前にもお伝えした老化の原因にもなるAGEsがたくさん含まれていると考えられます。私の動画にいただいたコメントで、「外食チェーン店でアルバイトしていたのですが、フライヤーの油は週に一度しか換えていませんでした」というものもありました。このコメントをいただいてなおさら、外食チェーンなどでは揚げ物を極力選ばないようにしています。

でも揚げ物っておいしいですよね。だから私は、**外食で揚げ物を食べるときは、目の前で一品ずつ揚げてくれる天ぷらやコース料理など油の質が信頼できるお店を選んで「特別な日」に行きます**。

それから、ひき肉。市販のひき肉は、ラード（豚脂）やヘッド（牛脂）を加えていることがあるため、バラ肉よりも脂身が多いことがあります。せっかくお肉でたんぱく質をとろうとしても思ったほどとれず、予想外に脂質が過剰になってしまうパターンが想像できるので、こちらもできるだけ食べないようにしています。

なので、ひき肉を使うときは、脂質の少ない肉を自分でフードプロセッサーでミンチにするか、鶏ひき肉を使っています。それだけで脂質の摂取量を減らすことができます。また、たまに赤身肉60％以上のひき肉を見つけたりすると、それを利用することもありますね。

やっぱり動物性の脂質や酸化脂質はとりすぎてしまうと、どうしても腸内環境を悪くしてしまいますし、肝臓にも負担がかかりがち。なので、酸化した油や脂は、無駄にとらないように気をつけています。

健康のために食べている？その乳製品が栄養不足の原因かも

腸活のところで、ヨーグルトを食べ続けると起こるかもしれないデメリットについてお伝えしました。これはヨーグルトに限らず牛乳やチーズなど乳製品全般に言えること。なので、私は乳製品も嗜好品だと考えて食べすぎないようにしています。

乳製品のデメリットは大きく分けて2つあります。1つは前述の通り、乳製品に含まれるカゼインが腸内環境を荒らしてしまうこと。そして2つ目が、**マグネシウムの大量消費につながってしまう**ことです。

乳製品はカルシウムが多いことで知られています。でもカルシウムを吸収するにはマグネシウムが必要で、カルシウムとマグネシウムの割合は1対1〜2対1くらいがいいといわれています。[*8] 乳製品に含まれる比率を見ると、ヨーグルト中のカルシウム：マグネシウムの割合は10対1、牛乳で11対1、プロセスチーズで31対1と、圧倒的にカルシウムの割合が多い。[*7] こうなると、**体内でマグネシウムが大量に消費されること**

で不足してしまい、筋肉が痙攣《けいれん》してまぶたがピクピクしたり、足がつったりする可能性があります。さらに糖質の代謝にも関わってくるので、マグネシウム不足で甘いもの欲が抑えきれなくなるというデメリットも。まぶたがピクピクしやすい方や甘いもの欲が強いなという方で、乳製品を多くとっている方は、いったんお休みしてみるのもいいかもしれません。

私は、牛乳を使う代わりに無調整豆乳を使用しています。**豆乳にはたんぱく質やイソフラボン、鉄が含まれ、カルシウム対マグネシウムの割合も3対5。**ただしイソフラボンの過剰摂取もよくないので、豆乳は1日400㎖程度までにしています。

乳製品が大好きという方は、マグネシウムをしっかり意識してとるようにして、楽しんでいただけたらと思います。健康維持のために大好きなものを禁止するのはつらいもの。幸せな食生活とは言えないですよね。できる限りデメリットを補う方法を考えて、大好きなものを楽しんでいきましょう。

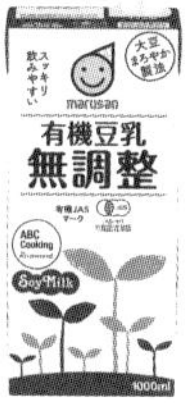

有機豆乳無調整

有機大豆（中国、アメリカ産）だけを使用し、大豆本来の味を追求した自然派志向の無調整豆乳。大豆固形分9％（1000ml／マルサンアイ）。

ここをチェック　料理以外ではオートミールにかけたり、豆乳ココアにしていただくのがお気に入り。

しょうがは最高のアンチエイジング食材

「しょうがが体にいい」とは、もはや説明不要ですよね。よくいわれるのは体を温める効果。たしかにすりおろしたしょうがをスープなどに入れると、体を温める効果があります。ですが、とりすぎると唐辛子のカプサイシンと一緒で、発汗を促すため、逆に体の熱を取ってしまうほうに働きます。

体を温める飲み物としてしょうが紅茶などもありますが、飲んだ直後は体がポカポカしても30分~1時間後にはもう手足が冷たい状態になってしまいます。紅茶も少量なら血流をよくして体を温めるのですが、マグカップ1杯くらい飲むと今度はカフェインの量が多くなって体を冷やすので、残念ながら根本解決にはなりません。

また、ガリや生のおろししょうがなど、冷たいしょうがには、体を温める作用はないのです。

こう書くと、私がしょうがを否定しているようですが、もちろんそんなことはありません。しょうがには、かなり優れた効果がほかにたくさんあるのです。

例えば、消化を促進してくれる効果。さらに、がんのリスクを下げてくれたり、腸の炎症を抑えてくれたりする作用も期待できます。

そして何より強調したいのがアンチエイジング効果。老化促進物質AGEsの蓄積を防ぐ作用があるのです。[*16] AGEsの抑制率はシナモンやクミン、緑茶も高いのですが、しょうががダントツ。しょうがは、強力な抗酸化作用や抗炎症作用でも知られますが、老化予防においても心強い味方になるわけです。私は、しょうがを千切りにし、醤油とみりん、酒、かつお節と炒って佃煮にして食べています。冷凍保存もできるので毎回多めに作って常備しています（レシピは86ページ参照）。

AGEsは調理の仕方によって生成される量が異なり、高温で長時間調理するほど増えていくといわれます。そのため炒めるより焼く、焼くより揚げるほうが、AGEsが増加します。なので肉を焼いたり揚げ物にするときには、しょうがを加えたり、しょうがの入ったスープを添えたりするとベストです。

生のしょうがを使うのが面倒な方は、スパイスのように使えるしょうがパウダーを利用するのも手です。よければ試してくださいね。

「体に悪いものを一切口にしない」という考えをやめてみる

「食の勉強をすればするほど、生きづらくなっていきます」。ある日届いた相談メールの一文です。もしかしたら「私も……」と思った方がいるかもしれませんね。この状態に陥っているなら、少し立ち止まって考えてほしいことがあります。それは「**何のために健康になりたいのか**」ということです。

砂糖も乳製品も小麦製品も一切ぬいて、お肉も食べず、水銀を多く含む大型の魚やトランス脂肪酸をとらず、油も使わずに調理し、食材はすべてオーガニックでそろえる……。この食生活に幸せを感じ、ストレスを抱えていないのであれば、このまま続けていいでしょう。でも、この食生活に生きづらさを感じるのであれば、いっそのこと「やめましょう」と私は提案すると思います。幸せではないからです。

多くの方は、「元気に好きなことをやりたいから」「家族や友人と笑って過ごしたいから」健康でいようと考えるはずです。それが、いつの間にか「悪いものを体に入れない」ことが目的になり、本来の「幸せでありたい」というゴールを見失っていたら……体にとっては逆に負担かもしれません。

いつしか家族や友人との楽しい食事の時間がストレスに感じるようになり、だんだん食べることが怖くなっていく。自分が「安心」できるものしか食べられなくなっていく。最悪の場合、摂食障害の一種「オルトレキシア*」につながることもあります。**栄養不足でお腹が減り、フラフラになっている人がコンビニに入っても「添加物が入っているから食べられない」となれば、体も精神も消耗するばかりです。**

添加物や砂糖や小麦をやめる時期があっても、「一生」やめる必要はありません。「一生やめる!」と決めれば、友人からもらったお菓子にもヤキモキしてしまうでしょう。食べたら不調が起こりそうだと考え、実際に不調が出たら「あれを食べたせいだ」と責めてしまう。この行為こそがストレスですよね。

これは私の個人的な意見ですが、体の状態を悪くする大きな原因は、ストレス、睡眠不足、筋肉不足、そして栄養不足。中でも影響が大きいのが、ストレスと栄養不足だと思います。職場環境や人間関係のストレスはすぐには解消できなくても、自分が自分に与えているストレスは、自分自身の力で解消できるのです。

*オルトレキシア:自分が考える健康的な食事以外、口にしなくなる摂食障害の一種。
不健康な食事に嫌悪感や恐怖心を抱くようになる。

イライラが爆発しそうなら、ごほうびステーキを

「最近、なんだかイライラする」「イライラして周りにあたってしまい、後から自己嫌悪」。よくある話のように感じますが、実はこのイライラは、もしかしたら栄養不足のサインかもしれません。

女性は、ホルモンバランスの変化により感情的になりやすいといわれていますが、実はそれだけではありません。**栄養の「損失」が頻繁に起こることもイライラの一因だといわれています。**

とくに生理前や妊娠出産期、更年期。この時期は、栄養の需要量も損失量も増えるとき。なので、イライラしやすくなるのです。そこに関係してくる栄養素の1つが、亜鉛です。

産後の女性を例に考えてみましょう。女性は出産後、女性ホルモンのエストロゲンの作用によって銅を取り込む量が増え、その影響で亜鉛が減少します。この2つの栄

養素は、「銅が増えると亜鉛が減る、銅が減れば亜鉛が増える」という相関関係にあるためです。

亜鉛が不足して銅が増えると、ノルアドレナリンというホルモンが増加します。[*17] ノルアドレナリンはいわゆる「戦闘モードオン」の状態の交感神経を優位にするホルモン。なので、**亜鉛不足の女性はいわば、いつでも戦闘モード**。

自分の計画通りに物事が進まないとヤキモキしたり、パートナーのちょっとした一言にカチン！　として怒りが湧いてきたり。また子育て中の方は、子どもに怒りすぎて「あんなに怒らなくてもよかったな……」と後で1人反省会になったり。

亜鉛は、体の400以上の働きに関わっている重要な栄養素で、生理前や更年期にも体内で必要とする量が増えます。そのため、これらの時期の女性は余計不安定になりがち。

また、ビタミンB群や鉄が不足して、やる気を司る神経伝達物質であるドーパミンをうまく作れなくなり、家事や仕事がはかどらない場合もあります。

さて、ここまで読んで、何か心あたりはありましたか？

私はありありです。まさに産後の私は、小さなことにイライラしたり、日によってやる気にムラがあり、自分が社会の役に立っていないような無力感を抱いたり。外に出ると元気だからいいかなと思っていましたが、今思うと全然よくない（笑）。家族にも負担をかけていたなと反省しています。でも、この経験が分子栄養学に出会うきっかけとなったので、今となっては大切な経験だったと感じています。

ちょっと話がそれましたね。話を戻します。**こういうイライラや気分のムラが起こったときにまずやることは、「亜鉛」を補給することです。**亜鉛は、意識して補給しないと補うことが難しいので、**牡蠣、牛肩ロース、カシューナッツ、卵、ごまなどを積極的にとりましょう。**

食材を覚えられない！　という方は、「**イライラした日には牛肩ロースのステーキ**」と覚えてください。イライラしたな、怒りすぎちゃったな、という日はごほうびに「甘いもの」ではなく「牛肩ロースのステーキ」が正解です。

そして、そのお供には、パンではなくごはんを合わせてください。

白米にも亜鉛は含まれていて、ごはん150gを1日3回食べるだけで2.7㎎の亜鉛補給ができます。[*7]牡蠣を毎日とるのは大変ですが、ごはんなら手軽ですよね。

最近パン食や麺類が多かったなという方で、イライラしがちな自覚がある場合は、パンを控えてごはんを3食食べる生活をしばらく続けてみるといいかもしれません。

また、もう1つのイライラの原因として、アミノ酸の一種であるGABA《ギャバ》が体の中でうまく作れなくなっているパターンがあります。

このGABAはビタミンB群、とくにナイアシンとビタミンB6がないとうまく作れないものです。[*17] ビタミンB群は腸内細菌が産生してくれる栄養素なので、腸内環境を整えることもやはり大切。ですが、食品からもビタミンB群を補う意識を持っておくことはイライラ改善の助けになるでしょう。**ビタミンB6を多く含む食品は、焼き海苔、大豆、鶏肉、豚肉など。**決して特別な食材ではないので、日常的に取り入れていきましょう。

イライラの原因は、もちろん栄養不足だけの問題ではないと思います。人間関係や睡眠不足、運動不足など、メンタル面の不調にはいろいろな要因が複雑にからんでいるものです。ただ、栄養不足もそこに大きく関わっているケースも多い。そのことを覚えておいてほしいのです。

食事を変えたら、メンタルまで変わる可能性がある。それを知っているだけで、心が少し軽くなる気がしませんか?

クヨクヨしがちな人へ。それ、性格じゃなくて鉄不足かも

栄養不足は心のちょっとした不調と深い関わりがあるといわれています。

私自身も栄養不足だった頃、ネガティブな情報を得ると不安でしょうがなくなったり、友人のちょっとした一言で落ち込んだり。振り返れば鉄不足だったようです。

不安感は、セロトニンと深い関係があります。**セロトニンは「幸せホルモン」ともいわれていて、鉄は、セロトニンを作るために必須の栄養素。**そのため、鉄不足になるとセロトニンがうまく作れなくなり、不安感が強くなる傾向が出るといわれます。[*17]

鉄だけでなく、たんぱく質やビタミンB群の不足のケースもありますが、月経のある女性は男性よりも鉄が不足しやすいのです。なぜなら月経のある女性は1か月で最大50㎎もの鉄を消費します。生理前や妊娠・出産、あるいは更年期に差しかかるとすぐに鉄不足になり、「今までの私と違う」と違和感を抱えることも。

鉄は、体内で勝手に増える栄養素ではないので、**第1章で紹介したあさり水煮缶の**

ほか、血合いを持った魚、無調整豆乳などを利用して補給することが必要です。赤血球を作るには、たんぱく質や亜鉛、ビタミンB群も必須。あさりや魚にはこれらの栄養素も含まれており、効率よく栄養摂取できます。

ただ、豆乳に含まれる鉄は「非ヘム鉄」で吸収率が5％程度とかなり低いため、鉄の吸収を促進するビタミンCやクエン酸を合わせて摂取するといいです。具体的には、酢、レモンをはじめとしたフルーツやパプリカなどの野菜や芋類。料理として合わせなくても、同じ食卓にこれらの食材が並んでいればOKです。

ヘモグロビン値を測定したことがない方は、ぜひ健康診断などのメディカルチェックを受けましょう。今まで鉄不足傾向がなくても、貧血を指摘されることもあり得ます。

定期的に自分の体をチェックすることは、自分を大切にすることにもつながりますので、強くおすすめします。

ミライパウダー鶏肝

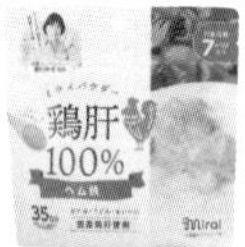

国産鶏肝を加熱後粉末にしたもので、ごはんやおかずにパッとふりかけるだけで、不足しがちなヘム鉄を摂取できる（35g／ビタットジャパン）

ここをチェック ハンバーグやつくねのタネに入れたり味噌汁に入れたり。子どもでも食べやすい！

熟睡のためのナイトルーティンは、〝塗る〟マグネシウム

これまでたびたびマグネシウムの大切さをお伝えしてきました。実はマグネシウムは睡眠とも関係の深い栄養素。寝つきが悪い、夜中に何度か目が覚めるなどの悩みを持つ方なら、睡眠ホルモン「メラトニン」というものを耳にしたことがあると思います。**このメラトニンを作るためにもマグネシウムが必要なのです。**

睡眠以外に、筋肉にとってもマグネシウムは重要です。私たちの体は筋肉が縮んだりゆるんだりすることで動きますが、縮むときにはカルシウムが、ゆるむときにはマグネシウムが働いているので、筋肉運動の多い人ほど、マグネシウムやカルシウムの消費量は多くなり、マグネシウムが不足すると足がつったりもします。

運動をしっかり行っている方は食事だけではマグネシウム補給が追いつかないこともあるでしょう。日頃忙しくて食事からマグネシウムを十分に補給する自信がない、という方もいると思います。私も、ヨガをしたり子どもと元気に遊んだりして、運動

量が結構多くなることがよくあります。

なので、私は寝る前にいつも〝塗る〟マグネシウムを活用しています。それは、マグネシウム入りのクリームのこと。**マグネシウムは経皮吸収ができるといわれている栄養素**で、妊娠中は妊娠線予防やこむら返り予防のために使っていました。寝る前に塗って、仕事や家事で凝り固まった体をゆるめ、リラックスして入眠する。これが私の大事なナイトルーティンです。

ただ、マグネシウムを塗っていればいいわけではありません。しっかり寝ることも大切。睡眠不足ではすべてのパフォーマンスが下がります。傷ついた細胞は寝ている間に修復されますし、寝ないとストレスになるので、どんなに栄養を考えた食事をしても台無しになりかねません。睡眠時間は7〜9時間で、22〜23時就寝が理想といわれますが、なかなか難しい方も多いと思います。まずは「**その日のうちに寝る**」ことを目標にして、自分にプレッシャーをかけすぎないようにしていきましょう。

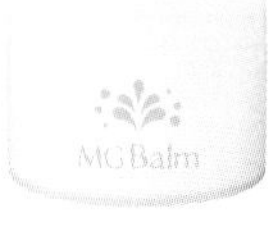

マグバーム

顔から足まで気になるところに塗るだけでマグネシウムの摂取ができる。保湿力が強く、肌ケアにも効果的（100g／オーガニックサイエンス）

ここをチェック バームの伸びがよく長く使えます。これで足裏や肩をセルフマッサージしています。

お酒を飲むなら、水だけでなくおつまみで栄養補給もマストです

「お酒の種類は何がおすすめですか？」と聞かれることがあります。ですが正直なところ、これがいいよ、と言えるものはなかなかないのが本音です。というのも、お酒は種類に関係なく「解毒」が必要だから。解毒のためには、ビタミンB群、亜鉛、たんぱく質が必須で、どんなお酒でもこれらの栄養素がたくさん消費されるからです。

アルコールが栄養素を奪うメカニズムをさらっとお伝えすると、まず、体内に入ってきたアルコールは肝臓で酵素によってアセトアルデヒドという有害物質に分解されます。そのとき、**ビタミンB群が不足しているとアセトアルデヒドがうまく分解できず長時間体内に残って二日酔いになったりします。**

また、お酒を飲んだ翌日にイライラした経験はありませんか？　これはアルコールを分解する酵素が働くときに、亜鉛がたくさん消費されることが一因といわれます。

じゃあビタミンB群と亜鉛をしっかり補給できればいいんだね！　というと、これ

もまた落とし穴になりやすい点。

そもそもアルコールを分解する酵素はたんぱく質でできているので、たんぱく質が不足したままビタミンB群や亜鉛を補っても、解毒酵素がうまく作られなくなり、二日酔いになるしイライラするということになってしまいます。

じゃあ、お酒は飲むなということ？　かというと、そんなことはありません。

飲みすぎないことはもちろん大切ですが、**飲むなら水分補給とともに栄養補給、つまりちゃんと食べることがかなり重要だと、私は考えています。**

おすすめは、なんといっても枝豆、それから冷奴です。**たんぱく質とビタミンB群がとれる大豆は、おつまみの第一候補と覚えておいてください。**

たんぱく質、ビタミンB群、亜鉛がまんべんなくとれる牡蠣や、牛肉、豚肉、鶏肉といった肉類も積極的にとりたい食材。家飲みをするなら「あたりめ」も優秀です。

おつまみを食べずにお酒を飲むと、低血糖を起こすこともあります。それが締めのラーメンにつながったり、眠りが浅くなる原因にもなるので、適切なおつまみは大切。

また、日本人の中にはもともとアルコールの分解酵素を作れない人がいます。そうした方は栄養素を補っても分解が進まないので無理にお酒を飲まないでくださいね。

運動は、イヤイヤ続けても健康にならない？

食事だけでなく運動も大切。これは皆さんご存知のはず。いろいろ始めてみるけどなかなか続かない……そのことに罪悪感すら抱いている方がいるかもしれません。

そんな方に出会ったとき、いつも私は「無理に運動しなくて大丈夫ですよ」とお伝えします。

そもそも栄養不足の状態で運動をがんばっても逆に不健康を加速させてしまうかもしれません。人は嫌いなことを無理に続けるとストレスホルモンがたくさん出て、かえって老けにつながるケースだってあります。

まずは「運動したくなる体を作る」。そのために日常的な活動を運動に変えるイメージを持ってください。

ジムに通ったりランニングしたりしなくても家事だって意識をすれば十分、運動です。**買い物に早歩きで行く、家じゅうの床掃除をする、これらも立派な全身運動。**まずは1日5分でいいので、なにかしら毎日体を動かす習慣を作りましょう。

食事習慣の改善もあわせて行うことで体調がよくなれば、自然と体を動かすことが苦でなくなり、結果的に運動を楽しく習慣化できるようになります。

体を動かすタイミングは、空腹時と食後すぐは避けます。朝食を食べた後から仕事前までの時間で体を動かせば、「今日も1日がんばるか！」と体に気合いが入ります。

また、1日中デスクワークや育児をしていてリフレッシュしたいというときは、昼過ぎから夕方にかけて買い物や散歩に出かけるのがいいでしょう。

外に出るなら、緑道のような自然のある道を歩くと、ストレス軽減やアンチエイジングの効果がアップします。**葉っぱがカサカサ揺れる音や、鳥のさえずり、風といった自然の揺らぎを感じることで、自律神経が整ってくるはずです。**

すでに楽しく運動できている方は、ぜひ続けてください。汗をたくさんかいて水分や塩分が失われたときは、自家製のスポーツドリンクがおすすめ。砂糖は市販品の約半分です。経口補水液としても重宝するので、ぜひ作ってみてくださいね。

自家製スポーツドリンクの作り方

材料（作りやすい分量）

✦ **水…1ℓ**　✦ **塩…2g**

✦ **はちみつ…20〜40g（または砂糖40〜50g）**

✦ **レモン汁（ストレート果汁）…40〜50mℓ**

作り方

① **水に塩、はちみつ、レモン汁を入れてよく混ぜるだけで完成！**

水分、ナトリウム、ぶどう糖、カリウム、マグネシウムが効率よく
摂取できるおいしいスポーツドリンク。

塩はホッティーの塩（9ページ参照）や、
ゲランドの塩 グロ セル（145ページ参照）などのミネラルが豊富な塩を使うとなおよしです。

糖分は腸管での水分吸収を促進する働きがあるので、
省かずに少量入れるのがポイントです。
また、レモンのクエン酸はミネラル吸収を促進してくれるので
シミやくすみ予防にも一役買ってくれます。

お悩み 3

更年期以降続く不眠、胃もたれ。どうにかならない？

野菜をしっかりととることを心掛けてきたものの、更年期から10年以上、眠りが浅く何度も目覚めてしまう。仕事をする体力もなく、お休みすることもあって職場の人に申し訳ない気持ちでいっぱい……。

advice 少量頻回食とボーンブロスが改善の近道です

✦ 補食を積極的にとる

更年期を境に栄養不足の影響が強く出ることもあります。この方もそのケース。摂取カロリーがかなり少なく、五大栄養素が全体的に不足ぎみ。しかし、1回の食事量を増やすことは困難。そこで補食を取り入れることを提案。補食にはビタミンB群が摂取できる練り製品や納豆や枝豆、糖質補給ができるピンポン玉サイズのおにぎりやドライフルーツを取り入れていただき、仕事が忙しいときには葛湯やはちみつレモンなどの飲み物でこまめに糖質を補給いただきました。結果、エネルギー切れすることが激減。仕事も1日こなせるように。

✦ 消化力に合ったたんぱく質摂取を

食事記録からたんぱく質量を計算したところ1日25g程度しかとれていないことが判明。改善を試みてたんぱく質5gアップはしたものの、消化力が弱く、それ以上のたんぱく質量アップは断念。そこで、ボーンブロススープやだし汁を頻繁に摂取していただき、ペプチドやアミノ酸の形で栄養を補給。その結果、徐々に「お腹がすいた」という感覚が生まれ、胃もたれが軽減。補食とボーンブロス摂取を続けたことで五大栄養素全体のバランスが整い、朝まで眠れる日が徐々に増えていきました。

お悩み 4

突然やってくる手の震え、不安感。外出するのも怖い

糖質制限のプログラムに参加し昼と夜はおかずのみ。やるとなったらストイックに追い込むタイプ。しかし突然、不安感や手の震え、動悸が出て外出が困難に。医師に相談するも、どこも異常なし。

advice

糖質制限ではなく糖質量の適正化!

✦ いったん砂糖断ちを実践

この方はすでに糖質制限はやめていましたが、食事の写真を見るとまだ主食の量が少ない印象。「お菓子とコーヒーが毎日欲しくなる」というお悩みもお持ちでした。これはまさに、糖質が不足しているサイン。いったん砂糖断ちを行った後は、無理にお菓子は我慢せず、お菓子を食べる前にごはんを一口食べることを提案。ただ、今までよりも糖質摂取量が増える分、マグネシウムやビタミンB群の補給も忘れないように意識。野菜や海藻、小魚などを積極的に摂取していただくことをお伝えしました。

✦ 鉄&たんぱく質にフォーカス

食の好みも関係してか、鉄やたんぱく質を含む食材の登場回数が少ないことが判明。たんぱく質補給には、肉・魚・大豆製品を毎食コツコツ摂取する以外に、ゼラチンを汁物に溶かして摂取していただくように。鉄補給には血合いを持った魚を取り入れ、腸内環境を整えるアプローチも意識していただきました。その結果、便通が改善し不調が軽減。今まで散歩にすら行けなかったのに、食事改善から3か月後には飛行機に乗って旅行を楽しめるようになり「本来の姿」を取り戻されました!

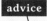

おわりに

「体調が劇的によくなりました！」

「甘いものに手が伸びなくなり、肌質もかなりいいです！」

「自分で言うのもなんですが心身ともにキレイになっている感じ。食べるものを変えただけでこんなことが起こるって信じられない！」

「あこさんのお陰で母の料理がおいしくなり、間食が減り、私の体重が63kg↓47kgまで落ちました（身長150㎝）」

YouTubeのコメントを介してこういったうれしい報告が毎日のように届きます。本当に涙が出るくらいうれしいです。

食は、私たちの人生を明るく彩るものにもなるし、暗く影を落とす原因にもなります。良かれと思ってやっていたことが裏目に出ることだってあります。

正解がない問題だからこそ、難しい。けれど、はっきりと言えることがあります。健康美を手に入れるために、根性で空腹に耐える必要はありません。かといって、好きなものを好きなだけ食べていていいわけでもありません。

必要なのは、体の仕組みに則って「食べること」。食べないことがもてはやされがちですが、改めて「食べること」にフォーカスしてみると、大きな発見や自分の変化を感じられるかもしれません。


この本を読んでくださった皆さまに1つだけお願いがあります。

どうか「健康」や「美」をゴールにしないでください。

健康美は、あなたが幸せになるための1つの方法であり道具にすぎません。「健康美」をゴールにしてしまうとそれを保つことに必死になり、いつしか幸せではない状態になってしまうかもしれません。

健康美を手に入れた先、どんな幸せを手に入れたいのか、いつでもそこに目を向けて食を楽しんでほしいです。

あなたの幸せなゴールのためにこの本を活用いただけるのであれば、私は最高にうれしいです。

最後になりましたが、いつも全力でサポートしてくれる夫、笑顔で見守ってくれる子どもたち、そしてYouTubeを始めた当初から応援してくれている両親や兄弟に、この場を借りてお礼を言わせてください。本当にありがとう。

また、私の意向を尊重しながら進めてくださったKADOKAWAの編集の仲田さん、外部編集担当の高木さん、山本さん、仕事仲間の畠山夫妻に心より感謝申し上げます。

そして何より、あこの栄養学チャンネルを応援してくださっている「あこ友」の皆さん！　本当にありがとうございます。

今後も、皆さんの食生活に微力ながら貢献できるよう励んでまいります。これからも一緒に食を楽しみましょう！

2023年11月　あこ

参考文献一覧

＊1 内山葉子：パンと牛乳は今すぐやめなさい!　3週間で身体が生まれ変わる：マキノ出版（2017）

＊2 J.G.Salway（西澤和久 訳）：一目でわかる医科生化学（Medical Biochemistry at a Glance）：メディカル・サイエンス・インターナショナル（2007）

＊3 宮澤賢史：医師が教える栄養療法成功へのロードマップ：その食事とそのサプリ、ホントに効いてる?：[Kindle版],検索元 amazon.com（2023）

＊4 安藤麻希子：魔法の7つの食習慣　オーソモレキュラーダイエット：イースト・プレス（2023）

＊5 Jing Ma,Aaron R. Folsom他：Associations of serum and dietary magnesium with cardiovascular disease, hypertension, diabetes, insulin, and carotid arterial wall thickness：The aric study（血清および食事中のマグネシウムと心血管疾患、高血圧、糖尿病、インスリン、および頸動脈壁の厚さとの関連）：Journal of Clinical Epidemiology Volume 48, Pages 927-940, Issue 7（July 1995）

＊6 Uwe Gröber,Joachim Schmidt他：Magnesium in Prevention and Therapy：Nutrients, 7（9）, 8199-8226（2015）

＊7 香川明夫 監：日本食品成分表2023：女子栄養大学出版部（2023）

＊8 宮澤賢史：医者が教える「あなたのサプリが効かない理由」：イースト・プレス（2018）

＊9 世界保健機関（WHO）：ガイドライン「成人及び児童の糖類摂取量」：内閣府 食品安全委員会

＊10 ケリー・マクゴニガル（神崎朗子 訳）：スタンフォードのストレスを力に変える教科書：大和書房（2015）

＊11 Jaya Benjamin, Govind Makharia, Vineet Ahuja, K D Anand Rajan, Mani Kalaivani, Siddhartha Datta Gupta, Yogendra Kumar Joshi：Glutamine and whey protein improve intestinal permeability and morphology in patients with Crohn's disease：a randomized controlled trial：Digestive Diseases and Sciences　57, 1000-1012（2012）

＊12 アランナ・コリン（矢野真千子 訳）：あなたの体は9割が細菌：微生物の生態系が崩れはじめた：河出書房新社（2016）

＊13 江田証：小腸を強くすれば病気にならない 今、日本人に忍び寄る「SIBO」（小腸内細菌増殖症）から身を守れ!：インプレス（2018）

＊14 西島卓 須田航 大島賢志郎 他：The gut microbiome of healthy Japanese and its microbial and functional uniqueness：DNA Research, Volume 23, Issue 2, Pages 125-133（2016）

＊15 Annie N. Samraj, Oliver M. T. Pearce,etc.：A red meat-derived glycan promotes inflammation and cancer progression：National Academy of Sciences December 29, 2014 112（2）542-547（2014）

＊16 Megha Saraswat,P. Yadagiri Reddy, P. Muthenna and G. Bhanuprakash Reddy：Prevention of non-enzymic glycation of proteins by dietary agents：prospects for alleviating diabetic complications：Published online by Cambridge University Press：06 November（2008）

＊17 安藤麻希子：魔法の7つの食習慣　分子整合栄養医学入門書 お母さんと子ども編：一般社団法人分子栄養医学普及協会（2022）

著者 あこ

管理栄養士。適食アドバイザー。新卒で総合病院に管理栄養士として勤務し、栄養指導にあたる。その後、マクロビオティックに出合い、料理番組作成、雑誌撮影、企業講演、メニュー開発、料理教室などに携わる。産後の不調がきっかけで分子栄養学を学び、「分子栄養学×マクロビオティック」という独自の食事法を編み出し、女性専用の栄養アドバイザーとして独立。YouTubeチャンネル「あこの栄養学」は半年でチャンネル登録者数が5万人以上増え、11万人を突破（2023年10月23日現在）。

これを食《た》べれば勝手《かって》にキレイになる
「甘《あま》いもの欲《よく》」が消《き》えて身体《からだ》の中《なか》から輝《かがや》く食事術《しょくじじゅつ》

2023年11月29日　初版発行
2024年 9 月 5 日　6 版発行

著者　あこ
発行者　山下 直久
発行　株式会社KADOKAWA
〒102-8177 東京都千代田区富士見2-13-3
電話 0570-002-301（ナビダイヤル）

印刷所　大日本印刷株式会社
製本所　大日本印刷株式会社

●お問い合わせ
https://www.kadokawa.co.jp/（「お問い合わせ」へお進みください）
※内容によっては、お答えできない場合があります。
※サポートは日本国内のみとさせていただきます。
※Japanese text only

定価はカバーに表示してあります。

ISBN 978-4-04-606566-7　C0077